ホスピスナースが胸を熱くしたいのちの物語

忘れられない、人生の素敵なしまい方

ラプレツィオーサ伸子

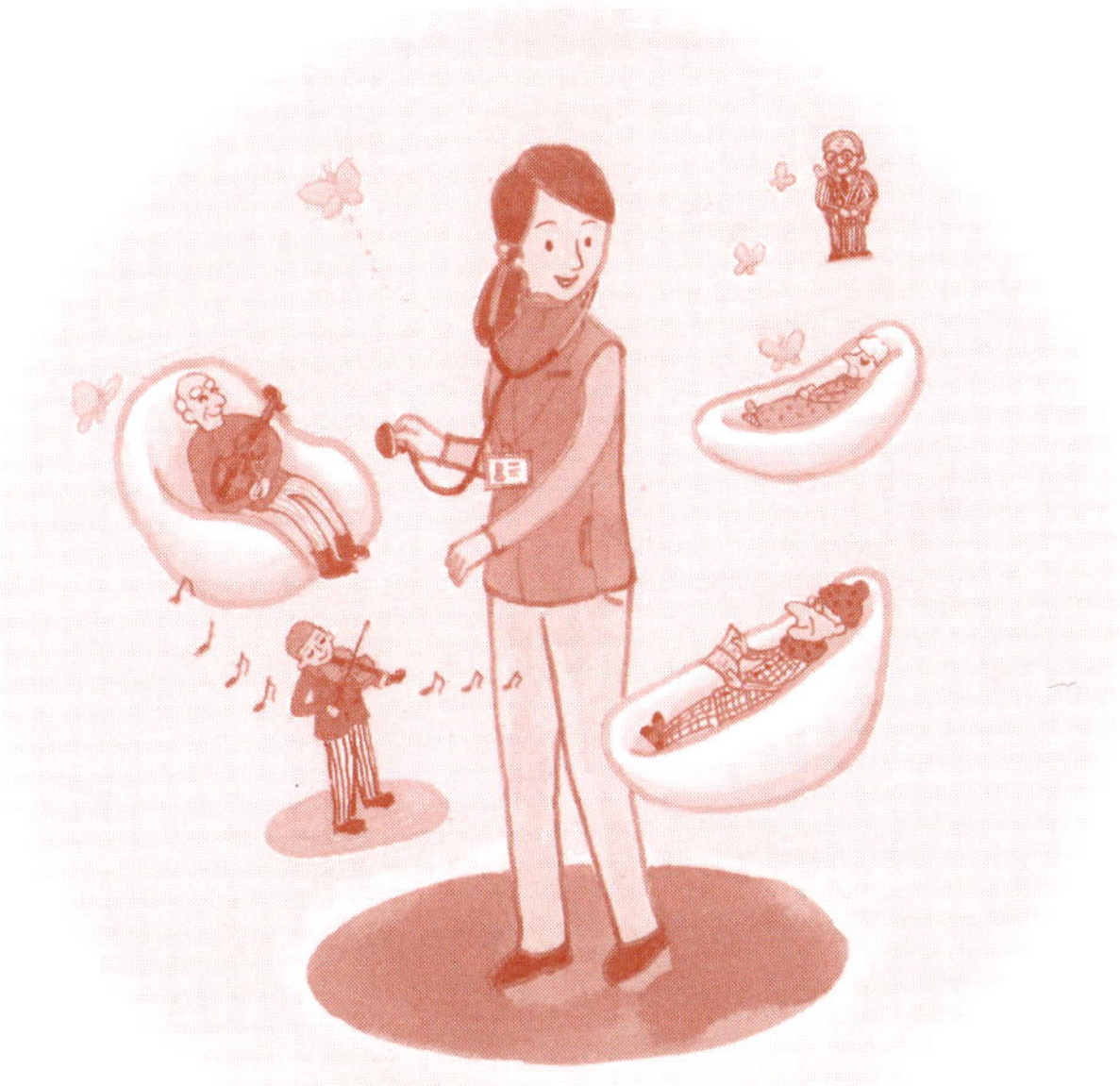

青春出版社

プロローグ　ホスピスで出会った素敵な人々

　私がアメリカで在宅ホスピスナースになってから、20年が経ちました。その間に本当にたくさんの人に出会いました。中には1年以上通った人もいれば、一度しか会わなかった人もいます。それでも、その一人ひとりとの出会い、一回一回の訪問が、私にとっては常に発見であり、学びであり、反省であり、感動でもありました。そして、誰もがそれぞれの人生の物語の主人公であるという、至極《しごく》当たり前のことに気づいてから、いつかその物語を誰かに伝えたいと思い始めたのです。

　この本には、私がホスピスで出会ったごく普通の人々の、素敵な人生の物語が詰まっています。私が時を共にできたのは、最終章のほんのわずかな時間ですが、それでもそこには素晴らしい人生のエッセンスがあふれており、その見事なグランドフィナーレに、胸を打たれずにはいられないのです。

ホスピスとは、余命6か月以内と診断され、かつ積極的な根治治療や延命治療を行わない人に、その人の寿命が安らかに尽きるまでを、身体的、精神的、社会的、スピリチュアルな面から全人的にサポートするケアを意味します。

アメリカのホスピスは、独立型在宅ホスピス、独立型ホスピス施設、病院の訪問看護部のホスピスチーム、病院内のホスピス病棟など、提供者の形態はさまざまですが、基本的に在宅ホスピスケアを行うのが一般的です。

私の働いているホスピスでは毎週火曜日の午後にチームミーティングがあり、チームのメンバーである各職種の人たち――メディカルソーシャルワーカー（MSW）やチャプレン（施設や組織で働く聖職者）などが、一堂に会します。

メディケア（65歳以上あるいはそれ以下でも身体的、精神的障害のある人を対象としたアメリカの公的な健康保険）のホスピスプログラムの必須要項に〝15日以内ごとに多職種チームによるケースレビューをすること〟というものがあり、それぞれのケースを最低隔週で話し合うことが必要だからです。

各ナースはそれぞれ12～18人くらいの患者さんを受け持っているので、一回のミーティングでは大体その半分のケースの報告をします。ナースが報告した後、ほかの職種からもそれぞれ報告があり、問題があればチームで話し合いをします。

ホスピスの特徴として避けられないのは、一回の報告だけで終わってしまう、つまり2週間後にはもういない患者さんが多分3割くらいはいるということです。最初に前週のミーティング以降にサービスを始めた新しい患者さんの報告をするのですが、新しい患者さんの場合は、その人のバックグラウンド、既往歴、家族構成や生活環境、ホスピスケアを受けるに至った経過と、現在の状態や問題などを話すので、ケースによっては時間がかかることもあります。そして、この新患報告には、毎回感嘆させられ、世の中には本当に**人の数だけ人生のドラマがある**ものだと、実感します。

中には想像もつかないような厳しい人生を送ってきた人や、これでもか、というほどの不運に見舞われた人もあり、自分がいかに恵まれているのか、なんて小さなことに怒ったり悩んだりしているのかと、改めて気づかされるのです。

幸、不幸はだれかと比べるものではありません。**ホスピスナースをしていて何よりも気になるのは、その人が幸せか、そうでないかです。**ホスピスの患者さんは長さは違っても、行きつくところは同じ、みんな自分が人生の最終章にいることを自覚しています。口にするかしないかは人によりますが、なかなかそれを受け入れられない人でも、ある時点ではっきりと、「自分は死ぬのだ」ということを理解するのです。その時、自分の人生を振り返って、「幸せだった」と思う人と、そう思わない人がいて、それが必ずしも他の人の評価や想像と一致するとは限りません。

ただ、長い間、大勢の人を見送ってきて、コップに水が半分だけ入っているのを見て、「半分が満たされている」と思う人は、「半分が空」と思う人よりも、幸せの度合いが高いような気がするのです。それは、コップに半分入っている水を見て安心するか、半分しか残っていない水を見て不安になるかの違いなのかもしれません。

そして、コップの水は減っていくけれど、今残っている分を愛で楽しめたら、その水の味は何倍にもおいしくなるのです。

ホスピスナースとして患者さんや家族と関わるのは、その人の人生の、本当にわずかな間だけです。ただし、その短い時間はその人たちにとってはとても凝縮された、濃くて深い時間なのです。

そんな時に、いろいろな職種のいるホスピスチームが関わることによって、時には患者さん自身、自分の人生がまるで違ったように見えてきたり、家族にとっても、亡くなっていく方の真の姿が見えてきたりすることがあります。そういう時の患者さんや家族は、どこかすっきりとして、死を受け入れることに悲しみはあっても、痛みは軽くなっているように見えるのです。

看取りの過程というのはとても個人的なことではありますが、そこに第三者のプロの助けを入れることで、想像したよりも怖くない、思ったほど悪くない、時には〝人生で最も充実した素晴らしい経験だった〟とまで思えるような時間にすることができるのです。

ホスピスチームは、その人の人生を変えることはできませんが、残っているコップの水を少しでもおいしくできるように手伝うことはできます。そして、それがうまくいった時、本人も家族も心安らかに最後の一滴を飲み干すことができた時、この仕事をしていて、本当に良かった、と思うのです。

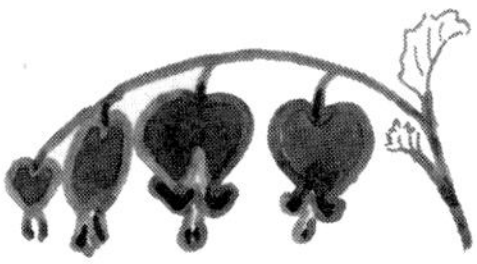

『ホスピスナースが胸を熱くした　いのちの物語』目次

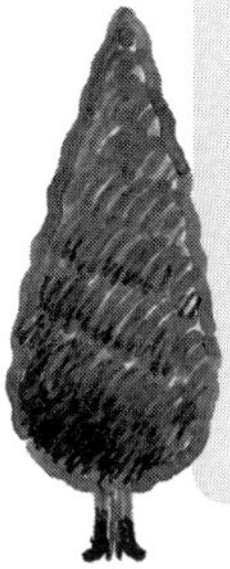

目次

カバー＆本文イラスト／あさのけいこ
本文デザイン／浦郷和美
本文ＤＴＰ／森の印刷屋
企画協力／ＮＰＯ法人企画のたまごやさん

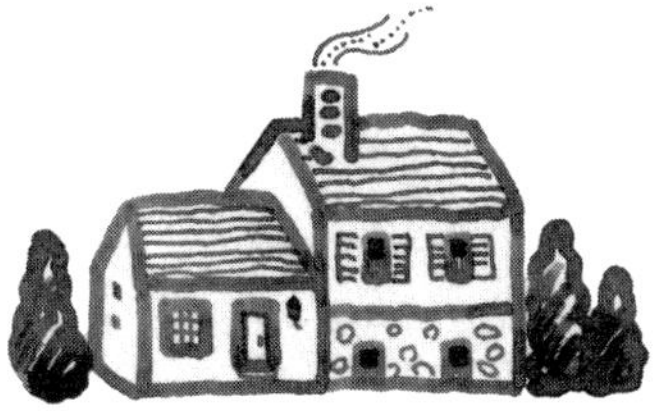

※本書は著者が実際に出会ったエピソードをもとに書かれていますが、守秘義務などの関係上、登場人物が特定されないよう編集されていることをご承知おきください。そのため、登場人物はすべて仮名とさせていただいております。

16日2時間10分の奇跡

——生まれる前からホスピスケアを運命づけられたいのち

Baby Girl（エミリー）

人はなぜ生まれてくるのだろう？　何のために生まれてくるのだろう？
そんな永遠の問いに対し、エミリーは私たちにひとつの答えをくれました。

●患児は新生児

私たちがフィラデルフィア小児病院（CHOP）から依頼を受けた時、その子の名前の欄にはただ、Baby Girlと書いてありました。生後24時間も経っておらず、システムの中に彼女の名前はまだ登録されていなかったのです。それでも、生まれる前から彼女がホスピスケアを受けることはほぼ決まっており、両親の望みは一日でもいいから彼女を自宅に連れて帰ることでした。

エミリーと名付けられたその子は、左心低形成症候群（Hypoplastic Left Heart Syndrome：HLHS）といって、心臓の左半分の発育が極端に未発達な先天性疾患に加え、肺リンパ管拡張症やターナー症候群、その他いくつかの合併症もあり、お母さんのお腹にいる時から手術は不可能、あるいは危険が高すぎると診断されていました。

20代半ばの両親にとって、エミリーは二人目の赤ちゃんで、長女のライリーはもうすぐ3歳になるところでした。妊娠7か月（日本での8か月）の時にエミリーがHLHSであり、根治治療は無理だと言われてから、お母さんのアシュリーとお父さんのジョッシュは何度も専門医たちや、パリアティブケアチーム（重症で特に予後が悪く、治療の効果が期待されない患児をサポートする緩和ケア専門チーム）と話し合い、紆余曲折しながらも、無事に生まれたら、あとはただ、苦しまずに命を全うさせてあげたいという結論にたどり着いたのです。

アシュリーは自然分娩を望み、ハイリスク分娩チームのサポートによって、午後6時1分、エミリーは無事に生まれました。

1800gのエミリーは、手足や口の周りに若干のチアノーゼ（皮膚が青紫色になること）がありましたが、それ以外は健康な赤ちゃんとほとんど変わりませんでした。そして、エミリーは周りの予想を裏切って、その晩を乗り越えました。呼吸も安定し、心雑音もありませんでした。

エミリーが思ったよりも状態が良いため、翌日、両親はもう一度循環器専門医と話をしました。もしかしたら、生まれる前の診断よりも軽度かもしれないと思ったのです。しかし、残念ながら答えは同じでした。両親はパリアティブ（緩和）ケアチームと相談し、ホスピスケアを受けるため、その日の午後、自宅に帰ることにしたのです。

こうして、前日からスタンバイしていた私たちは、CHOPのパリアティブケアチームから決定依頼の連絡を受けたのでした。

患児が新生児ということで、小児ナースのキャロルが受け持つことになりましたが、余命が数時間かもしれないため、私がサブとして一緒に初回訪問を行うことになりました。

キャロルがアシュリーと連絡を取り、私たちは7時に訪問することで合意しました。

家に着くと、ライリーがおばさん（アシュリーの妹）に連れられてお隣に行くところでした。アシュリーたちはツイン（2軒がくっ付いている家）の片側に住み、もう片側にはアシュリーのお母さんと妹さんが住んでいたのです。

ライリーは私たちが赤ちゃんに会いに来たことを知ると、私たちの手を引っ張って、お父さんに抱っこされているエミリーの所に連れて行きました。そして、とても嬉しそうに「これがベイビーエミリーよ」と言い、小さな小さなエミリーにキスをすると、おばさんに促され、元気よく「バイバーイ」と出ていきました。

それから私たちは改めてアシュリー、ジョッシュ、そしてアシュリーのお母さんに挨拶し、小さなエミリーと対面したのです。

エミリーはジョッシュの腕の中ですやすや眠っていました。白人の赤ちゃんには珍しく、帽子の下はふさふさとした金髪に包まれ、薄暗い部屋の明かりの中ではわかりにくいほどのレベルでしたが、肌の色はグレーがかったピンク色をしていました。アシュリーが、「こうして家に帰ってこられるとは思っていなかったから、ベッドも何も用意してないの。とりあえずカーシートのキャリアーはあるんだけど」と言うと、ジョッシュが「ベッドなんていらないよ。俺がずっと抱いているから」と、エミリーにキスをしました。

夫婦の覚悟

私たちは小児ホスピスについて説明し、どんな状況であれ、両親の望みと決断をサポートすることをはっきりと伝えました。アシュリーもジョッシュも迷いなくホスピスの承諾書にサインしました。二人はすでに、病院でPOLST:Pennsylvania(Physician/Practitioner) Orders for Life Sustaining Treatment（各州が認める、終末期における延命治療に関する医師による指示書）の中のDNR（Do Not Resuscitate：蘇生処置拒否）にもサインしていました。

二人の覚悟は、2か月間苦しみ悩みぬいた末のものであり、お互いの家族も二人の選択を尊重していました。薬の使い方とホスピスホットラインの確認をし、キャロルと私の携帯番号、それから、おそらく何度も聞かされたであろうエミリーのこれからの変化とその意味、そしてそれに対する対処の仕方を説明しました。

キャロルがエミリーのアセスメント（状態の観察と評価）をしている間、私は液体モルヒネ（痛みや呼吸困難に効く）と液体ロラゼパム（不安、吐き気、けいれん発作等に効く）を、針のない注射器に一回分ずつ詰めた物を5本ずつ用意しました。エミリーはミルクを吸えず、注射器で少しずつ口に流した砂糖水をなめるようにして飲んでいました。アシュリーは乳腺炎にならないよう、定期的に搾乳《さくにゅう》し、念のために冷凍していました。

エミリーはちゃんとうんちもおしっこもして、お腹がすけば泣きました。健康な新生児と同じように、その命を保つための自然の摂理にしたがって、その小さな存在を精一杯主張していたのです。

キャロルと私は、この若い夫婦の落ち着きと勇気に圧倒されていました。

15歳の時から知り合っている二人は、それぞれの両親の離婚、再婚、親戚や兄弟姉妹の様々な問題を、お互いに支え合いながら乗り越えてきました。

自然に一緒になり、ライリーが生まれ、共働きで頑張りながら必死で生活してきたのです。二人が友人の家の裏庭と納屋を借りて、手作りの結婚式を挙げたのは、エミリーがHLHSだとわかる数週間前のことでした。

もう一度ホスピスホットラインと私たちの携帯番号を確認し、もしもエミリーが亡くなったら、直接私の携帯に連絡するように言って、私たちは家を出ました。

車に向かいながら、キャロルは私にこう言いました。

「みんなね、私が小児ホスピスのケースを看てるって言うと、どうやったらできるの？って、まるで特別な人間みたいに言うじゃない。でも、私たちがしていることなんて、あの人たちが経験していることに比べたら、全然たいしたことじゃない。私たちは、ただ、専門知識を使って、お手伝いしてるだけでしょ。本当にすごいのは、あの人たちよ。私があの人たちの立場になったら、きっとあんな風に強くはいられない」

私は、思わず立ち止まってキャロルの腕をつかむと、こう言っていました。

「そう、そうなの！　私もいつも思ってた。あの人たちには自分と自分たちの分身の人生がかかっているけど、私たちが向き合っているのは、その人たちの人生の通り道なのよね。そこでプロとして何ができるかが、私たち自身の課題であって永遠の命題だけど、その重さなんて、彼女たちが向き合っていることの重さに比べたら、本当にたいしたことじゃないって、心の底から思うもの。でも、そんな私たちだから、こうして小児ホスピスをやれるのかもしれない」

私たちはうなずき合いながら、なんとなく、エミリーはそんなに簡単には逝かないのではないか、あの両親の間に生まれた小さな命は、もうしばらく輝こうとするのではないか、と、そんな気がしていました。

●1週間バースデーとセカンドオピニオン

結局その晩、枕の隣でスタンバイしていた携帯電話は鳴ることなく、翌朝はキャロルとソーシャルワーカーのキンバリーと私の三人で、朝一番に訪問しました。

一晩中エミリーを抱いていたジョッシュは、ソファーでぐったりしていましたが、交代で休んだアシュリーは元気で、エミリーも昨日と変わりない様子でした。砂糖水もよく飲み、心雑音もありません。オムツも何度か取り替え、呼吸も落ち着いていました。

連日の訪問者に大興奮のライリーは、朝ごはんもそこそこに、私たちと一緒に遊ぶ気満々でした。

私が小児の訪問には欠かせない折り紙ケースを取り出すと、ライリーの目は釘付《くぎづ》けになりました。キャロルがエミリーのアセスメントをし、キンバリーがアシュリーと話をしている間、私はライリーの選んだピンクと紫の折り紙で、定番の鶴とあやめを折りました。

ライリーは小さな声で「うわあ」と言いながら、鶴をつまみ、アシュリーに抱かれているエミリーの所まで飛んでいきました。アシュリーとエミリーのほっぺたにそれぞれくちばしでキスをすると、そうっとあやめを自分の鼻の前に持っていき、「あーいいにおい」と言ってから、「はい、マミー。アイラブユー！」とアシュリーに渡したのです。

アシュリーは片方の手でライリーを抱きしめると、「本当にいい匂い。ありがとうハニー」とキスをしました。ライリーはにっこり笑い、アシュリーとエミリーにキスしてから、私に「今度はベイビーエミリーのお花を作って」とリクエストしました。

エミリーは翌日も、その翌日も、穏やかに呼吸していました。肌の色は灰色がかってはいましたが、砂糖水では物足りなく、少しですが注射器から母乳も飲むようになりました。

アシュリーとジョッシュは、CHOPの医師たちから、エミリーの動脈管が閉鎖されると心雑音が聞かれ始め、そうなると間もなくチアノーゼや呼吸困難が出現するので、それらの症状をモルヒネとロラゼパムで緩和する、と説明されていました。そして、おそらくそれは生後24時間から48時間以内に起こるでしょうと言われ、アシュリーたちはその覚悟で家に帰ってきたのです。

5日目、ジョッシュは矢も盾もたまらなくなり、セカンドオピニオンを聞くため、隣のデラウェア州にある有名な小児病院に電話をしました。もしかしたら、という一縷《いちる》の望みに賭けたのです。

しかし、彼が聞かされたのは、CHOPの診断はほぼ100%間違いなく、その分野では世界でもトップレベルであるCHOPが判断したのならば、残念ながらホスピスケアが最も良い選択だろう、というものでした。

アシュリーは、ジョッシュが不安と疑念とかすかな期待に気持ちを乱されていても、驚くほどの落ち着きで彼を見守っていました。そして、彼女が信じていた通り、ジョッシュは、何度も聞かされた結論に再び覚悟を決めて向き合ったのです。二人は、四人家族でいられるすべての瞬間に感謝し、愛しみ、思い出を育もうとしていました。

●家族の愛に包まれて

キャロルは毎日でしたが、私はキャロルが休みの日と、彼女に一緒に来てと頼まれた時に訪問しました。つまり、エミリーの状態は、それほど安定していたのです。いったん見られた栄養不良状態の時に出る便も、ミルクを飲むようになって普通に戻っていました。

それでも、いつ動脈管が閉じるかは誰にも予測がつかず、毎日が薄氷を踏むような、緊張と祈りと喜びの入り混じった日々でした。

7日目、アシュリーたちはかわいいケーキでエミリーの一週間バースデーのお祝いをしました。そして、その翌日、今度はライリーの3歳のお誕生日を祝ったのです。当たり前のように子どもの誕生日を祝える幸運と喜びを、アシュリーとジョッシュは痛いほどかみしめていました。

ライリーの誕生日には、四人姉妹のアシュリーのすぐ上のお姉さんが子ども達と一緒にお祝いに来ました。このお姉さんは、エミリーが生まれる2週間ほど前に第三子を産んだばかりで、アシュリーたちに気を遣い、なかなか会いに来られなかったのです。本当なら二重の喜びになるはずだったのに……。そんな運命の悪戯《いたずら》に、アシュリーたちの家族は、この2か月間、苦しんできたのでした。

それでも、アシュリーとジョッシュは、お姉さんたちにエミリーとの思い出を作ってもらいたいと思ったのです。エミリーがここにいたということを、できるだけ多くの人に憶えていてほしかったし、エミリーにも、たくさんの人に愛されたことを感じてほしかった。どんなに短い一生でも、親として与えられるものはできる限り与えたかったのです。

両親の愛情に包まれ、エミリーもまた、少しでも長く、少しでも多く、彼女を抱く喜びを二人に捧げようとしていました。しかし、10日目を過ぎた頃から、ミルクを飲む量が少しずつ減っていきました。そして、14日目、キャロルから「一緒に来て」というメールが届きました。

エミリーはすやすやと眠っていましたが、灰色がかったその顔は少し小さくなったようでした。心雑音は聞こえませんでしたが、ミルクを飲む量が目に見えて減ったこと、昨夜激しく泣いて、いつものようにあやしても泣き止まず、初めてモルヒネを使ったことなどをアシュリーは報告し、それから、これはどういう意味なのかと訊ねました。キャロルと私は、アシュリーたちがすでにわかっていることを、あえて言葉にしました。2週間前に何度も話したことが、今度こそ起こり始めているのだと。

アシュリーもジョッシュも静かに頷くと、こう言いました。

「そうだと思ったよ。とにかく、エミリーが苦しみさえしなければ、それでいい。俺たちの望みは、それだけだから」

翌日、エミリーはミルクを飲むことをやめました。ただ、すやすやと眠り、時々小さな口でハッハと呼吸するようになりました。キャロルも私も、ついに心雑音を認め、念のために近所の薬局に液体モルヒネが置いてあることを確認しました。おそらく充分な量は確保してあると思ったのですが、万が一に備えておきたかったのです。

その日は2月だというのに上着が要らないほどの陽気で、まるで春のような暖かさでした。ジョッシュはエミリーを抱いてポーチに出ると、太陽の光をいっぱいに浴びさせてあげました。何も知らないライリーは、キャロルと私とかくれんぼやおままごとをしたり、赤ちゃんの世話をするゲームをやって見せてくれました。そこには笑顔があり、安らぎがあり、幸せがありました。

そしてそんな暖かさは神様の気まぐれであるかのように、天気予報では、翌日来る吹雪に向けて注意するよう、まくし立てていたのです。

運命の日

翌朝起きると、予報通り、外は吹雪でした。まだ暗い6時前、この2週間常に側に置いていた携帯電話が鳴りました。それはキャロルからで、私は電話を取ると同時に「Did she?（そうなの？）」と訊いていました。

キャロルは「ううん、でもかなり近そう。今ジョッシュからメールが来たの。私は今から出るわ」と言い、私も「わかった。準備ができ次第すぐに行く」と電話を切りました。

私が大急ぎで支度をして車に飛び乗ると、キャロルから再び電話がありました。

「いつもの道はやめたほうがいいわ。まだ全然雪かきされてないし、暗いし、どこが道だかわからないわ。私も今からルートを変える」

私はお礼を言って方向転換すると、遠回りではあるけれど高速道路から大きめの州道を使うことにしました。雪は激しく、すでに7～8㎝ほど積もっていました。道路を走っている車はほとんどなく、何台かの塩を積んだ除雪トラックが、持ち場に向かっているのか、除雪しないで走っていました。

いつもの倍近い時間をかけて何とか家に着くと、キャロルはもう到着していました。いつにもまして灰色の顔をしたエミリーは、小さな口で浅い呼吸をしていましたが、苦しそうではありませんでした。

アシュリーとジョッシュは、とうとう運命の日が来た、という覚悟と、その瞬間への恐怖と不安で緊張していました。ライリーは隣のおばあちゃんの所に泊まっており、すべてが終わるまで預かってもらうことになっていました。

窓の外は久しぶりの銀世界で、私たちは「きっとエミリーが雪を見てみたかったのよ」と言って笑いました。キャロルと私は、これから数時間から12時間以内にみられるだろう症状をもう一度説明し、それから2時間ほどエミリーを観察しながら、アシュリーがこの2週間に撮った、7000枚ものエミリーの写真の一部や、二人の手作り結婚式の写真を見ながら過ごしました。

ジョッシュは悪天候を気にして、すでに話をしてあった葬儀社に電話をすると、天候や時間に関係なく来てくれることを確認しました。そして、落ち着いたジョッシュが「俺たちは大丈夫だから、次の人の所に行っていいよ。雪の中、朝早くに来てくれて、どうもありがとう」と、それからアシュリーが「うん、私たちは大丈夫。とにかく電話するから。本当に、ありがとう」と言ったのを潮に、私たちはいったん引き揚げることにしました。

多分これが最後だと思い、キャロルと私は交替でエミリーを抱っこさせてもらいました。エミリーはまるで子猫のように軽く、くるまった毛布の中の小さな顔はとても穏やかでした。その小さな顔にキスをすると、懐かしい、赤ちゃんの匂いがしました。

家を出ると雪はだいぶ小降りになっていました。車に積もった雪を払ってから、キャロルと私はお互いに、「じゃ、また後でね」と言って別れました。

そして、キャロルから電話をもらったのは、それから約9時間後の午後6時過ぎでした。近くでスタンバイしていたと言うキャロルは、すでに着いており、私が緊張しながらリビングルームに入っていくと、私に向かって「心音はまだ聞こえるの」と言いました。

私はホッとすると同時に別の緊張感に襲われました。というのは、以前、小児のケースで心肺停止と自然蘇生を繰り返したことがあり、あの時の悪夢が一瞬頭をよぎったからです（その赤ちゃんは、2分以上の心肺停止の後、誰もが、ああ、とうとう、と思った矢先に息を吹き返す、ということを1時間おきに約8時間続けたのです。それは、両親や彼らを見守っていた家族にとって、耐え難い苦しみでした）。疾患が全く違うのであんなことは起こらないと思い直しましたが、とにかく慎重に判断しなければ、と、肝に銘じました。

ジョッシュとアシュリーは交替でエミリーを抱き、私たちが心音を確認する時は、クッションで作った小さなベッドに寝かせました。エミリーはほとんど呼吸をしていませんでしたが、それでもかすかに心音は聞こえました。

程なく、ジョッシュの知り合いの牧師さんがやって来ました。その牧師さんはジョッシュとアシュリーにハグをしてから、エミリーにラストライツ（last rites：最後の秘蹟）を授けました。それから、彼はこう言ったのです。

「不思議な縁だね。今日は私の娘が生まれ、そして逝った日なんだよ。私たちのジーンがこの世にいたのはわずか数時間だったけどね。29年前のことだよ」

キャロルはジョッシュたちから聞いていたらしく、エミリーがHLHSだとわかってから、彼らはやはり生まれたばかりの子どもを亡くした経験を持つこの牧師さんに、いろいろと話をしていたらしい、と耳打ちしてくれました。しかし、そんなジョッシュたちも、今日がその子の誕生日であり、また、命日であるとは初耳だったのです。その不思議な偶然に、私たちは皆、深い感慨を覚えずにはいられませんでした。

キャロルと私はエミリーの様子をみながら、もしや、と思うたびに心音を確認しました。全神経を耳に集中させ、細心の注意を払って聴診器を当てました。キャロルにとっても初めての経験で、私たちは内心、お互いがいてよかった、と痛感していました。

●最後のキス

いつの間にかリビングルームにはアシュリーのお母さん、離婚したお父さん、ジョッシュのお母さんが来ており、私たちが聴診器を当てる度に、皆が息を殺して見つめているのを、全身に感じていました。そして、とうとう、私の耳は何も捉《とら》えることができなくなり、2分間待った後、何も言わずキャロルと交替しました。キャロルはやはり2分間ほど聴診器を当ててから、首を振りました。午後8時11分でした。

アシュリーはエミリーを抱き上げると、ギュウッと抱きしめ、そのまま声をあげて泣き始めました。子どものように、ああ、ああ、と泣きじゃくりました。そんなアシュリーの肩を、ジョッシュはやはり泣きながら抱きしめました。そして次第に、3人を見守る人たちのすすり泣きが、小さなリビングルームを浸していきました。

キャロルと私は黙ってキッチンへ移動し、受け持ち医に死亡報告の電話をしました。そしてキャロルに説明しながら、死亡診断書に年月日と死亡時刻を記入し、確認者のサインをして看護師免許番号を記入しました。それから、薬局や医療機器会社、ホスピスチームのボイスメールボックスにメッセージを残し、リビングルームの様子が落ち着くのを待ちました。

しばらくすると、ジョッシュがこちらを窺《うかが》っているのが見え、私たちはリビングルームに戻りました。アシュリーは涙を拭き、エミリーをクッションのベッドに寝かせていました。それから私たちのほうを向いて、「頭を少し高めにすると、顔の色が悪くならないって言われたから」と言いました。

私たちはうなずきながら順番にアシュリーをハグすると、彼女はすすり上げながら、「ライリーを呼ばなくちゃ。あの子にさよならをさせてあげなくちゃ」とつぶやきました。

数分後に裏の勝手口が開いたかと思うと、「マミー！　ダディー！」という叫び声と共に、ライリーが子犬のように走り込んできました。大勢の大人たちには目もくれず、アシュリーを見つけると、まるでフランクフルトからおじいさんの山小屋に帰ってきたハイジのように、母親に飛びつきました。アシュリーはしばらくライリーを抱きしめてから、床に降ろし、何か言おうとするライリーを制して言いました。

「ライリー、ハニー。あのね、エミリーにさよならしなくちゃいけないの。今夜、あなたが寝た後、もうエミリーには会えないの。だから、さよならのキスをしてあげて」

事態を理解できないライリーは、「なんでエミリーにさよならなの？　私、まだ寝たくないのに」と言って離れようとしました。

アシュリーはそんなライリーの肩を押さえ、「ライリー、聞いて。エミリーは死んだの。

死んでしまうと、もうここにはいられないの。だから、さよならしてあげて」と言うと、ライリーはアシュリーを振り切り、「いやよ、エミリーが死ぬのはいや！　死なないで！」と言ってキッチンのほうへ走り、私たちを見つけると、今度は目をつぶって回れ右をし、クッションの上にいるエミリーの所へ走りました。そして、「しなないで！」と言ってからエミリーにキスし、ハグしました。

3歳になったばかりのライリーが「死」を理解できないことや、実際の記憶としてエミリーのことを憶えていることはないということは、アシュリーもジョッシュもわかっていました。それでも、16日間一緒に過ごした妹に最後のキスをさせてあげたかったのです。そして、この先、7000枚もの写真と、両親によって何度も語られるだろうこの小さな妹のストーリーの中に、ライリーはいつでも自分の存在を見つけることができるはずでした。

●生まれてきた意味

続々と人が集まる中、私たちはジョッシュに死亡診断書を見せ、それを葬儀社の人に渡し、CHOPの医師の名前を言うように説明しました。彼は目を濡らしながらも落ち着いており、エミリーが苦しまず、静かに、本当に静かに逝けたことに安堵《あんど》しているようでした。

私たちが「困ったことがあったら、いつでもホスピスに電話して」と言うと、彼は「あんたちがしてくれたことは何ものにも代えられない。言葉じゃ感謝しきれないよ。エミリーが俺たちに教えてくれたことが、同じような状況にいる親たちに少しでも役に立つのなら、いつだって協力するよ。実はさ、もう動き始めてるんだ。とりあえずファンドレイジングから始めて、俺たちみたいな親のサポートを、どんな形でもいいからやりたいんだよ。それがさ、エミリーを授かった俺たちの使命じゃないかって思うんだ」と言ったのです。

私たちは圧倒され、キャロルが「素晴らしいわ、ジョッシュ。あなたたちは、本当に素晴らしいわ」と言い、私が「すべての命には生まれてきた理由があるし、どんなに短くても、その人生には意味があるんだものね」と言うと、ジョッシュは泣き笑いしながら「ありがとう。本当に、その通りだよ」と言いました。

一週間後、キャロルと私はエミリーのお葬式に参列しました。大きな葬儀場のエントランスホールに入ると、ライリーがいとこたちと夢中で遊んでいました。会場には赤ちゃんのお葬式とは思えないほど大勢の参列者と、エミリーの全人生の記録とでも言える何百枚もの写真がパネルになって展示してありました。

片腕を上げ、仮眠を取るジョッシュの横で、全く同じポーズで眠るエミリー。赤ちゃんの時のライリーと同じ寝癖のついたエミリー。アシュリーの胸に抱かれた生まれたばかりのエミリー。笑うエミリー。泣くエミリー。ミルクを飲むエミリー。あくびをするエミリー。キャロルは写真を見ながら、「きっと、私の娘の27年分の写真よりもたくさんあるんじゃないかしら」と言って笑いました。

正面には、健康な赤ちゃんのようなピンク色のほっぺをしたエミリーが横たわっていました。わずか16日間でしたが、毎日が充実し、愛情で満たされた一生を送った、幸せな赤ちゃんがそこにいました。その横にはアシュリーとジョッシュが立っていました。二人とも、睫毛《まつげ》は濡れていましたが、晴れやかな笑顔で私たちを迎え、ハグしてくれました。

短いけれど、長かった、16日と2時間10分の命。その間に、エミリーは一生分の愛情を受け、両親にかけがえのない宝物を残したのです。そして、キャロルと私にとっても、またひとつの奇跡を見せてもらった、忘れられない日々であり、親の強さ、子どもの強さ、生命の強さに、改めて畏敬《いけい》の念を抱かずにはいられませんでした。

人はなぜ生まれてくるのだろう？　何のために生まれてくるのだろう？

そんな永遠の問いに対し、エミリーは私たちにひとつの答えをくれました。

それは、愛されるため、愛するとはどういうことかを教えるためなのではないか、ということであり、それが正解のひとつだとしたら、彼女はまさに、天命を全うしたのです。

前を向いて生きよう

——ポジティブなオーラを常にまとったいのち

ミンディーさん

今でも彼女の家の近くを通る度に、
その前向きな生き方を思い出し、
〝人生は自分次第〟ということを、肝に銘じるのです。

●元気いっぱいの患者さん

ミンディーさんを初めて受け持ったのは、5年近く前のことでした。彼女はその頃すでに多発性硬化症（Multiple Sclerosis：MS）のため、下半身が麻痺《まひ》していたのですが、電動車椅子で、バリアフリーの小さな家の中を自由自在に動き回っていました。

乳がんのため、1年前に両側乳房切除をしており、すでに骨にも転移がありました。ずいぶん前に子宮を全摘出、また、腎臓も1つ摘出しており、薬の副作用による二次的な糖尿病も持っていました。その時は骨転移への放射線治療を終えたばかりで、また、3週間に一度化学療法を受けており、その上、経口の抗がん剤も服用していました。

しかし、私がパリアティブ（緩和）ケアのナースとして訪問した理由は、仙骨部《せんこつ》（骨盤の中央の骨、背骨の付け根）の褥瘡《じょくそう》（床ずれ）が悪化したためで、車椅子で私を迎えてくれたミンディーさんは、〝この人の一体どこが病気なんだろう??〟と当惑するほど、元気いっぱいだったのです。

まだ60代前半だったミンディーさんには、〝陰〟というものが全くなく、人生に対し、これ程全開で前向きな人には、それまで会ったことがありませんでした。彼女は結婚していましたが、正式に別居しており、10年以上一人で暮らしていました。すでにMSがあったため、仕事は無理であり、ご主人が彼の保険の扶養者として彼女を入れておくことに同意し、離婚はしなかったのです。

娘さんが二人と息子さんが一人いて、三人とも車で30分以内の所に住んでいました。ただ、車椅子の生活になってからは、ホームヘルスエイド（訪問介護士）を雇って、身の回りの世話をしてもらっていました。

そして、いつものエイドさんが休暇中に、代わりに来ていたエイドさんがケアを怠ったため、下半身麻痺の彼女は、あっという間に褥瘡を作ってしまったのです。それが、私がミンディーさんを受け持った最初のエピソード（ホームケアにおける60日の認定期間）で、その時は褥瘡も順調に治り、治療の副作用もほとんどなく、2か月後の認定期間終了と同時に、無事サービス終了となりました。

それ以来、褥瘡が悪化する度に依頼が来て、3年の間に通算4回のエピソードを受け持ったのです。依頼が来る度、ホスピスではないことにホッとしながら、いつもポジティブなオーラを振りまいているミンディーさんを訪問できるのを、密かに楽しみにしていました。

彼女は季節ごとにドアのリースを替え、家の飾り付けを替え、特にクリスマスのデコレーションは、ガレージに山と積まれた、赤と緑の収納ケースに収まっているすべてのモノがそれぞれの持ち場に据えられ、それはもう、圧巻としか言いようがありませんでした。

春には前庭いっぱいにできるイチゴで、ジャムやパイを作り、夏には庭の畑で採れたトマトやズッキーニでキッシュを作り、サンクスギビング（感謝祭）にはパンプキンパイ、クリスマスにはチョコレートチップクッキーを山のように焼いて、家族や友人に配っていました。MSもがんも、彼女をスローダウンさせることはありませんでした。

初回訪問リストの中にミンディーさんの名前を2年ぶりに見た時、〝ああ、ついに……〟というのが私の最初のリアクションでした。今回は、パリアティブケアではなく、ホスピスの依頼だったのです。しかし、久しぶりに会うミンディーさんは、私の不安を笑い飛ばすかのように、相変わらず元気いっぱいでした。初回訪問時には、二人の娘さんたちも同席して、私がホスピスについて詳しく説明するのを聞いていました。

私の説明が終わると、ミンディーさんは、はっきりと言いました。

「メラニー先生（がん専門医）も、もうこれ以上治療しても効果はないっておっしゃっているし、私も病院には行きたくないし、これからは好きなものを好きなだけ食べて、抗がん剤なんてのまないで、残りの人生を謳歌《おうか》するわ」

●盗難事件

ところで、その時ミンディーさんは、実はとんでもない事件に巻き込まれていたのです。娘さんたちは二人ともちょくちょく顔を出していましたが、日常のケアは24時間の住み込みのエイドさんが行っていました。同じエージェンシーから何人かが交替で来ていたのですが、そのうちの一人が、なんと、ミンディーさんに痛み止めの薬を多めに飲ませ、彼女が眠っている間に彼女のクレジットカードで買い物をしまくり、３か月の間に一万ドル（１００万円ほど）ものお金を使っていたのです。

ミンディーさんのチェック（小切手）にサインをし、レストランで食事をし、家具を買い、クリスマスプレゼントを買い、刑務所に入っている息子にお金を送り、おまけに豪華客船クルーズの予約まで入れていました。その間もそのエイドは何食わぬ顔でミンディーさんの世話をし、しかもミンディーさんは彼女をすっかり信頼していたのです。そして、ミンディーさんと娘さんたちが何かおかしい、と思った時には後の祭りで、そのエイドはすでに姿をくらましていたのです。

その話をしてくれた時、唖然《あぜん》とする私に、ミンディーさんは怒りと悔しさに震えながらも、こう付け足しました。

「どうも初めてじゃないらしいわ。あれはね、プロよプロ。でも、きっと今度は捕まるはずよ。そして入るべき所に入って罪を償うのよ。私がね、MSになって、歩けなくなって、子宮も取って、腎臓も取って、がんになって、それでもまだここにいるのは、きっと彼女の罪を償わせるためだったのよ。そして二度と彼女の被害者が出ないようにって、きっと神様が私にくれた使命だったんだわ」

さらに、「でもね、彼女が捕まって裁判になったら、私は絶対に裁判所に行くわ。そして、ひと言も言わずに睨《にら》みつけてやるの。最大級のdirty look（非難の眼差し）でね」と言って、カカカ、と笑いました。

ホスピスの承諾書にサインしてからも、ミンディーさんは全く変わりませんでした。がんは少しずつ大きく、広がっていきましたが、痛みはうまくコントロールできていたし、時々呼吸が苦しくなっても、しばらく酸素を吸入するだけで楽になりました。一日のうち半分は車椅子に乗り、娘さんたちやお姉さんと食事に出かけることもありました。

サインしてから最初の3か月は、例の盗難事件の後始末でいやな思いもしましたが、犯人も捕まり、お金も概《おおむ》ね戻ってきて、望み通り裁判所で犯人を睨《にら》みつけ、犯人の「ミンディーさんが（お金を）使っていいと言った」という証言に、「あきれてものが言えなかったわよ」と大笑いし、そんな風に、大きな変化もなく過ぎていきました。

●最後のクリスマス

季節が春から夏、夏から秋へと移っても、私は相変わらず、週一回、毎週月曜日に訪問していました。

ミンディーさんの左の腋《わき》の下には腫瘍が少しずつ顔を出していましたが、痛みもなく、毎日消毒して大きめの絆創膏《ばんそうこう》を換えるだけで充分でした。ただ、それは氷山の一角であり、左の腋から肩甲骨、肩や背中にかけて、皮膚の下でがん細胞はあきらかに増殖していきました。それは肺にも侵攻しているようで、酸素吸入の時間が増えていきました。

そういう変化の意味を、ミンディーさんは必ず私に質問し、私の説明の後に、「つまり、がんが進んでいるってことなのね」と確認するのでした。

ハロウィーンが過ぎ、サンクスギビングの日は、ポコノ（ペンシルベニア北部にある高原リゾート地）の別荘で家族と過ごし、ホリデーシーズンのハイライトでもあるクリスマスは、ミンディーさんの家に集まることになっていました。娘さんたちのリクエストで、〝多分、これがこの家で祝う最後のクリスマスになるだろうから〟という理由でした。

ミンディーさんは笑いながら、「うちの子たちは、私に似て、みんなはっきりモノを言うからねえ。まあ、これで最後だって言うなら、私にできる範囲でもてなすつもり。でもね、万が一来年のクリスマスまで生き延びたとしても、私はもうホストはしないわよ」と言って、孫たちのために、せっせとクリスマスプレゼントを包んでいました。

クリスマスパーティーのホストという大役を、無事に果たしたミンディーさんは、年が明けると誰の眼にも明らかに、弱っていきました。食欲が減り、眠っている時間が増え、言葉が不明瞭になっていきました。私は訪問回数を増やし、「もしも死期が近づいているのなら、私たち姉弟も交替で泊り込むつもり」と言う娘さんたちに、ゴーサインを出しました。

その日、私は眠っているミンディーさんのアセスメントをしてから、キッチンに移動し、住み込みのエイドさんと娘さんたちに、彼女たちがこれから見るであろう、ミンディーさんの死への過程、薬の使い方、ホスピスホットラインの使い方などを再確認しました。

今まで、幾度となく生死の境をさまよい、その度に蘇ってきたミンディーさんは、もしかしたら、最後までがんばろうとするかもしれない、なんとなくそんな気がした私は、娘さんたちに言いました。

「もしかしたら、ミンディーさんは目が覚めた時、布団をはいだり、ベッドから降りようとしたり、不穏状態になるかもしれません。それは、最後の一仕事のようなもので、珍しいことじゃないんです。もしそうなったら、躊躇《ちゅうちょ》せずに薬をあげてください」

娘さんたちは、私の言ったことをノートに書き留めながら頷《うなず》くと、「多分ね。母のことだから、きっと最後まで自分流でいくと思うわ」と言って笑い、いつの間にかミンディーさんの武勇伝になると、最後にはみんなで涙を流しながら大笑いしていました。

そのあと、家を出る前に、私はもう一度ミンディーさんのベッドサイドに戻ると、眠っている彼女に言いました。

「ミンディーさん、今日はこれで帰りますけど、明日もナースが来ますからね。私は明後日また来ます」

すると、ミンディーさんは目を開け、まっすぐに私を見ると何か言おうとしたのです。しかし、どうしても言葉にならず、その代わり、ミンディーさんは右手を伸ばしてきました。それは、訪問終了時に私たちが必ずすることでした。

私が「じゃ、また来週の月曜日に来ますね」と言い、ミンディーさんが"Thank you, sweet heart"と言い、右手で握手をするのが、私たちのいつもの挨拶だったのです。

私はミンディーさんの右手を取ると、「明後日また来ますね。でも、万が一会えなかった場合のために言っておきたいんです。ミンディーさんの所に来るのは、本当に、私の楽しみでした。長い間、どうもありがとうございました」と言いました。

ミンディーさんは私の瞳を見つめながら、驚くほどの力で右手を握ってきました。

その時、私はミンディーさんの声が聞こえたような気がしたのです。はっきり、〝Thank you, and good bye sweet heart〟と言う声が。

私は、彼女の右手を握り返すと、目を見つめながら、声に出さずに言いました。

「さようなら。あなたのことは、忘れません」

ミンディーさんは、ふっと手の力を抜くと、かすかに笑ったようでした。そしてまた目を閉じると、深い眠りに戻っていきました。


2日後の早朝、ミンディーさんは亡くなりました。娘さんたちが予想した通り、あの後かなりの不穏状態になりましたが、薬が効き、最後は静かに息を引き取りました。最後の日には、長年別居していたご主人も来て、お別れをしたそうです。

いつも前向きだったミンディーさんは、肉体から自由になった今、一体どんな楽しみを見つけているのでしょうか。今でも彼女の家の近くを通ると、あの〝Thank you, sweet heart〟という声が聞こえてくるようで、その度に、彼女の前向きな生き方を思い出し、〝人生は自分次第〟ということを、肝に銘じるのです。

あの日のアメリカ人

——厳しさと優しさを兼ねそなえたいのち

Mr.カイン

3月11日が来るたびに、未だに震災の傷跡に苦しんでいる人たちへの思いとともに、
その人たちのために涙を流してくれたアメリカ人がいたことを、思い出すのです。

●イーディスさんとMr. カイン

Mr. カインは、70代後半で、背が高く、いつもワイシャツにスラックス、そして洒落《しゃれ》たベストを着た、いかにも元ビジネスマン、という感じの人でした。

仕事で何度か日本に行ったことがあり、私が日本人だとわかると、大げさなくらい、日本の美しさや日本人の礼儀正しさを賞賛しました。

彼は、大きな声ではっきりとものを言い、何事もきちんと合理的に整理し、〝適当〟とか、〝いい加減〟というものを許さない、几帳面《きちょうめん》で、ちょっと頑固《がんこ》なところがありました。ですから、妻であり、私の患者さんだったイーディスさんの介護も、きっちりと無駄なく、手を抜かず、見事なほど完璧に行っていました。

イーディスさんは小柄で穏やかな女性で、いつも窓際の椅子に座り、とても静かに話す人でした。最初に彼女を受け持ったのは、心不全の発作のあとで、パリアティブケアでした。薬や病気について説明し、食事や生活についても指導すると、Mr. カインは、それらをすべて書き留め、腑《ふ》に落ちないところは質問し、納得すると、確実に実践していました。

イーディスさんのお世話をすることは、彼にとって、生活であり、仕事でもあったのです。

カイン夫妻には、息子さんと娘さんがいて、娘さんはコネチカット州、息子さんはフロリダ州に住んでおり、息子さんはなかなか会いに来ることができませんでしたが、娘さんは、仕事の合間を縫って、月に2度はお手伝いに来ていました。

たまに娘さんに会うと、いつも、「父が頑固で大変でしょう」と、気を遣ってくれ、それを聞いたMr. カインが、例の大きな声で「何を言っているんだ、当たり前じゃないか」と一喝《いっかつ》し、私が「そんなことないですよ」と言うと「ほら見ろ」というMr. カインを横目に「あなたが我慢強い人でよかったわ」と、ホッとしたように言うのでした。

どうも、娘さんにとってMr. カインは厳しい〝カミナリ親父〟であり、イーディスさんは彼女をやさしく癒してくれる、オアシスのような存在だったようでした。

イーディスさんは、静かでしたが、とても強い意志を持った人で、ナースやPT（フィジカルセラピスト：理学療法士）の指導をしっかりと守り、実践し、ご主人のケアにも一言も文句を言いませんでした。

訪問するたびに少しずつ回復し、私が「すばらしいですね、イーディスさん。学校でもきっとA+の生徒だったんじゃないですか？」と感心すると、彼女はにっこりと笑い、Mr. カインが、「もちろんさ。それだけじゃない、彼女は優秀なゴルファーだったんだ」と、誇らしげに言ったのです。そして、壁にかけてある楯と、その楯を持って明るい日差しの中で笑っている、若き日のイーディスさんの写真を見せてくれ、「僕と結婚しなかったら、きっとプロのゴルファーになってたよ」と、いたずらっぽく笑いました。

そんなイーディスさんでしたから、60日の認定期間終了と共に、ホームケアも終了したとき、私はこのまま小康状態が続くよう祈りながら、カイン家をあとにしました。

しかし、残念なことに、その2か月後、イーディスさんはうっ血性心不全の発作を起こし、今度はホスピスケアを依頼されたのです。初回訪問の日には、息子さんと娘さんも来ていました。娘さんは、窓際のリクライナーに座るイーディスさんの横に腰かけ、お母さんの手に自分の手を重ねていました。

私がホスピスについて説明すると、イーディスさんはただ黙って頷きました。Mr. カインは、そんなイーディスさんを見てから「そういうことだ。お母さんの世話は私がするから、お前たちは心配するな」と言うと、今度は私を見て、「では、具体的に何をしたらいいのか、説明してください」と言いました。

私は、これから起こりうること、必要になってくるケア、そして、おそらくエイドさんを雇う必要が出てくることなどを説明しました。娘さんと息子さんは人を雇うことに賛成でしたが、予想通り、Mr. カインに「そんなものはいらん」と、一蹴《いっしゅう》されてしまいました。

とりあえず、娘さんが1週間は泊まっていく予定だったので、とにかく様子を見て考えましょう、ということで落ち着きました。

しかし、その1週間の間に、イーディスさんは着実に弱っていったのです。コネチカットに戻らなければならない日が近づくにつれ、娘さんの不安とストレスは上昇、私も何とかエイドさんを雇うよう、いやな顔をされるのは承知の上で、Mr. カインの説得に臨《のぞ》みました。そして娘さんが帰る予定の日に、ついに彼も〝イーディスさんのために〟プライベートのエイドさんを雇うことにしたのです。娘さんは予定を一日延ばし、エイドさんのサービスが始まるのを確認してから、帰って行きました。

ところが、それからイーディスさんの容態は急変し、その翌日に亡くなったのです。

死亡時訪問をすると、とんぼ返りした娘さんと、いつも通りきちんとした身なりのMr. カインが、静かに迎えてくれました。Mr. カインは赤い目をして言いました。

「こんなに早く逝ってしまうとは、思わなかったよ。君にはわかっていたのかい？」

私は、「いいえ。ただ、イーディスさんはきっと、安心されたんだと思います」と答えました。横で、娘さんが、うんうんと頷いていました。

Mr. カインは、黙ったまま、しばらく私を見ていました。それから静かに微笑むと、「そうですか、そう思いますか」と言って、右手を差し出しました。私も右手を出すと、彼は大きな手でしっかりと握手をし、「いろいろと世話になったね。どうもありがとう」と言いました。そして帰り際に、彼はこう言ったのです。

「僕もリンパ腫があるからね、いつかまた、世話になるかもしれないよ」

それから1年半ほど経った冬、私はホスピスの初回訪問の予定に、Mr. カインの名前を見つけたのです。

再びのカイン家

久しぶりにMr. カインのドアのベルを鳴らすと、娘さんが迎えてくれました。お互いに「ひさしぶり」と言ってハグし合い、私は眼だけで、〝本当に、残念です〟と言いました。娘さんも黙って頷いてから、「父はキッチンにいるわ」と言って、奥に入っていきました。娘さんが、「お父さん、Nobuko《ノブコ》が来たわよ」と言うと、相変わらずおしゃれなベストを着たMr. カインが、杖を突きながら、ゆっくりと現れたのです。

「お久しぶりです」と、私が言うと、Mr. カインは立ち止まり、「やあ、元気でしたか？」と、杖を左手に持ち直し、右手を差し出しました。私も右手を差し出すと、1年半前と同じように、しっかりと握手をしました。

Mr. カインがリビングルームの椅子に座り、私と娘さんがソファに座ると、Mr. カインはズバリと本題に入っていきました。

「放射線も化学療法も意味はなかったよ。あとはここで、妻に会いに行く日を待つだけだ」

そう言って、にっこり笑うと、私に向かって「君に任せましたよ」と言いました。娘さんがあわてて、「お父さん、そんなプレッシャーかけるようなこと言ったら気の毒でしょ」と言うと、彼は、相変わらずの大きな声で、「何言ってるんだ。この人はプロなんだから、そんなこと当然だろう」と一喝しました。

私は思わず笑ってしまい、二人に向かって、「私にわかること、できることはすべてしますが、何か問題があったらいつでも私のボスと話してください。他にもナースはたくさんいますし」と言うと、「他のナースなんて知るか」と言われ、娘さんはますますオロオロしてしまうのでした。

その時点では、Mr. カインは、まだ身の回りのことを自分で行っていましたが、娘さんは毎週末、片道3時間運転して、コネチカットから手伝いに来ていました。しかし、Mr. カインは少しずつ息切れがするようになり、2階の寝室との行き来が大変になってきました。

両足のリンパ浮腫がひどく、足の甲から大腿まで、おそらく元の太さの2倍くらいにはなっていたでしょう。利尿剤は効果がなく、弾性バンデージ（伸縮性のある、きつい長靴下）も試しましたが、着け心地の悪さに見合う効果がないため中止。できるだけ両脚を高く上げるように促しましたが、だんだん腹水も溜まってきたため、その姿勢もつらく、長くはできませんでした。

Mr. カインは歩行器を使うようになり、とうとう行き場のなくなった水分が皮膚から滲《にじ》み出すようになりました。そして、ついに24時間住み込みのエイドさんを雇うことに同意したのです。

エイドさんを雇ってからも、Mr. カインは、かつてイーディスさんのために設置した、階段のリフトチェアを使って毎朝一階に降りて、キッチンで朝食をとり、自分でコーヒーを淹れ、自分の椅子に座ってコーヒーを飲みながら新聞を読み、朝のニュースを見る、というリズムを崩しませんでした。

頑固さも変わらず、ジャマイカ出身のエイドさんは、私が訪問する度に、「どうしてこの男性はいつもこんなに偉そうなのだ」と、こっそり愚痴を言ってくるのでした。

Mr. カインの両脚の皮膚は赤くなり、浸出液も多くなったため、ガーゼを交換するために、私は毎日訪問するようになりました。エイドさんに手当ての仕方を指導し、ナースが訪問できない時は、彼女にやってもらうようにしていましたが、そうすると、明らかに彼は不機嫌になるのでした。

ある時は、私の代わりに訪問したナースから、「もう、Mr. カインったら、私のやることなすこと気に入らなかったみたいよ。あの人、いつもあんなにエラソウなの？　あなたも大変ね」と言われ、「いやー、そんなでもないんだけど……」と答えつつ、なんとなく娘さんの気持ちがわかるような気がしたのでした。

●東日本大震災のニュース

そんなある朝、世界中のテレビ画面に、怒涛に飲み込まれていく、港町や美しい畑の情景が映し出されました。

海外に住むほとんどの日本人がそうであったように、私もスクリーンに釘付けになり、すぐに船橋の実家に電話をしました。当然電話は通じず、ちょうど仕事が休みだったその日は、インターネットで随時流れるＮＨＫニュースを、一日中、見ていました。

ボスのリンからは「ご家族は大丈夫？　何かあったら、すぐに連絡しなさいね。みんな、あなたのために祈っているから」と電話がありました。

その後も、夫の両親や兄弟、かつて7年近く受け持った患者さんの家族や、私が12歳の夏休みを過ごした、ミシガン州の大きな農場のお母さん、その娘さんで私のメイドオブオナー（結婚式で花嫁の付き添い人の代表になる未婚女性）になってくれた友人などから、電話やメールが届きました。私は、実家の様子がわからない不安に苛《さいな》まれながらも、私の祖国を襲った悲劇に、心を痛め、心配してくれる人たちの優しさに感動していました。

月曜日の朝、実家や岩手の親戚も無事であったことを確認し、関東にいる友人たちとも連絡が取れ、とりあえず心を落ち着かせて仕事に行きました。

一件目は、Mr. カインでした。私が訪問すると、彼はすでに一階のリビングでコーヒーを飲みながら、新聞を読んでいました。私が部屋に入ると、彼は新聞から顔を上げ、私を見て「Ohh……」と言うと、絶句してしまいました。

私がいつものように、「週末はどうでしたか？　今日の調子はいかがですか？」と訊くと、Mr. カインは、「そんなことよりも、君の家族は大丈夫なのか？」と言い、私が「昨日やっと連絡が取れて、みんな無事でした」と答えると、「そうか、それは良かった」と言い、それから、ぽろぽろと涙を流し始めたのです。

突然のことに私は驚いて、「大丈夫ですか？」と訊くと、彼は泣きながらこう言いました。

「あんなに美しい国が、あんなことになるなんて。あの整然とした畑を見ただろう？　あんなに礼儀正しく親切で、丁寧な仕事をする人たちは、世界中のどこにもいない。日本だけだ。それなのに、なんてことだ……なんてことだ……」

私はしばらく、何も言えませんでした。ただ、必死で、ここで泣くな、と自分に言い聞かせていました。

そのままどのくらい経ったでしょうか、部屋の入り口に立っていたエイドさんが、そっとティッシュの箱を持ってきてくれたのを機に、Mr.カインは鼻をかみ、涙を拭《ふ》くと、エイドさんに「ありがとう」と言い、それから、「さて、それでは君の仕事をさせてあげないとな」と言いました。

まもなく、Mr.カインは階下に降りて来なくなり、息切れと痛みのコントロールのために、時々モルヒネを使うようになりました。食欲が減り、かつてイーディスさんが座っていた窓際のリクライナーに座って、うとうとする時間が多くなっていきました。水分もあまり取らなくなり、両脚の浮腫は軽減していきました。そしてある日、彼は私にこう言いました。

「僕はね、そろそろ死ぬと思うよ。イーディスみたいにね、パッといくよ。いろいろ世話になったね。君は優秀なナースだったよ」

そして、すっかり骨ばってしまった右手を差し出しました。私がその手を握ると、彼はにっこりと笑い、「ありがとう」と言いました。

私は、「あなたとイーディスさんに、お会いできて幸運でした。イーディスさんに会ったら、よろしくお伝えくださいね」と言いました。彼は頷くと、「さようなら」と言い、眼を閉じました。私も「さようなら」と言い、階下に降りると、コネチカットの娘さんに電話をしました。

Mr. カインの言葉を伝えると、娘さんは、「すぐにそっちに行くわ」「本当に、いろいろと、どうもありがとう。父はあなたを心から信頼していたわ」と言って電話を切りました。

その週末、Mr. カインはその言葉通り、娘さんや息子さんが見守る中、二人の手を煩わせることもなく、眠るように亡くなりました。あれから数年が経ちましたが、3月11日が来るたびに、未だに震災の傷跡に苦しんでいる人たちへの思いと共に、その人たちのために涙を流してくれたアメリカ人がいたことを、思い出すのです。

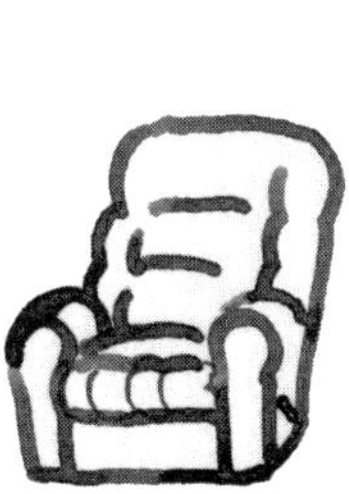

コラム

死ぬ前に伝えておきたい5つの言葉

私が働き始めた頃、フィラデルフィアにあるがんセンターで、4日間の〝ホスピスとパリアティブケアのためのセミナー〟に参加させてもらえました。

そのセミナーでは、医師、看護師、薬剤師、ソーシャルワーカー、チャプレン（施設や組織で働く聖職者）たちによる、ホスピスにおける、あらゆる面からのアプローチについての話を聞くことができました。

その中でも強く印象に残ったのが、ホスピスとパリアティブケアでは有名な、アイラ・バイオック先生の講義でした。講義の焦点は、〝よく死ぬ〟ことでした。日本でもアメリカでも、おそらく多くの文化圏でも同じだと思いますが、〝死〟そのものが、究極の〝よくないこと〟として位置付けられていると思います。

ただし、日本では「大往生」という言葉があるように、ある意味、〝よい死〟という概念もあります。「大往生」を辞書で引くと、〝少しの苦しみもなく安らかに死ぬこと、また、立派な死に方であること〟とあります。一般的には、高齢で、天寿（与えられた寿命）を全うした方に使われる言葉ですが、実はこれがホスピスのゴールでもあるのです。

つまり、年齢にかかわらず、天寿を全うし、苦しまずに安らかに死ぬ。そして、サンダース女史の言う、「その人が死ぬのをケアするのではなく、死ぬまで生きるのを支える」のが、ホスピスナースの役割なのです。

バイオック先生は、〝死ぬ前に言っておきたい5つの言葉〟について話されました。

それは、**「私を許してください（Forgive me）」「あなたを許します（I forgive you）」「どうもありがとう（Thank you）」「愛しています（I love you）」「さようなら（Good bye）」**でした。

日本語にするとなんとなく照れくさくなる言葉なのですが、アメリカ人でもなかなか正面切っては言いにくいことなのかもしれません。でも、だからこそ、死んでいく者、残される者が、お互いに伝え合うべき言葉なのではないでしょうか。

この5つの言葉は、以来、いつも私の意識の片隅にありますが、実際に患者さんや家族に話したのは、ほんの数回です。多くの人たちは、私がきっかけを作らなくても、自然に伝えるべきことを知っています。ただ、そのタイミングがわからないだけなのです。ですから、そのタイミングを逃さずにすむよう、言いにくいことを言えるようになった時、プロのホスピスナースに一歩近づいたかな、と思ったものです。

はるかなるケンタッキー

——母娘で最後の時間を慈しんだいのち

アンさん

「死ぬ前になにかサインを送って。こればっかりはお母さんにしかわからないんだもの。

だから、お母さんが私に教えてちょうだい」

そしてその娘さんとの約束をアンさんは——。

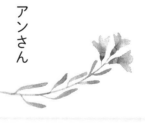

●お葬式はケンタッキーで

アンさんは、90代前半の未亡人で、娘さんの家に同居していました。3か月ほど前までは、生まれ育ったケンタッキーで、息子さんと一緒に暮らしていたのですが、息子さんが心筋梗塞で急逝《きゅうせい》してしまったため、ペンシルベニアに移ってきたのです。

そしてこちらに来てほどなく、体調を崩し、病院に行ったところ肺がんが見つかったのでした。しかし、高齢であり、心臓の持病もあることから、治療は行わず、ホスピスを勧められました。

アンさんは、かなり耳が遠く、会話は、私が太字のペンで紙に書き、彼女がそれに答えるというパターンでした。ところが、生粋のケンタッキー娘のアンさんは、南部訛《なま》りがかなり強く、最初は何を言われているのか、全くわかりませんでした。すべての単語が伸びの良いお餅のような、チューインガムのような、中国古来の弦楽器のような音で（この感じ、わかるでしょうか?）、母音がやけにねっとりした感じなのです。

フィラデルフィアにも独特の訛りはありますが、この南部訛りには、慣れるまで娘さんに通訳してもらわなければなりませんでした。

アンさんの実家は、代々葬儀屋さんで、今は彼女の甥ごさんが跡を継いでいました。ですから、自分のお葬式はケンタッキーの実家で、というのが彼女の希望でした。

娘さんは自宅から電話で仕事をしていたので、アンさんは一人になることはありませんでしたが、娘さんが電話している間は話し相手もおらず、テレビは聞こえないし、近所には尋ねてくる知り合いもいないので、私とホームヘルスエイドの訪問を、毎回楽しみにしてくれていました。

アンさんは特に痛みはありませんでしたが、すぐに息切れしてしまい、酸素を使っていました。歩行器を使ってゆっくり歩き、5ｍごとにひと休みするので、トイレに行って帰ってくるだけでもひと仕事でした。ですから、できるだけアンさんの訪問は一日の最後に入れ、次の訪問先を気にせずゆっくりできるようにしていました。


アンさんは、特に私の家族や日本の話を聞きたがり、毎回アセスメントが終わると、待ってましたとばかりにいろいろ質問してきました。ナースの中には、患者さんや家族に、個人的なことは一切話さない、という人もいますが、私は気にせずに話すほうで、そのほうが患者さんや家族とも話が弾み、お互いよく知り合うことができると思うのです。

幸い、うちの子どもたちや犬が、いつも何かしら話題を提供してくれていたし、日本の暮らしや食べ物のことなら、お手のものだし、そのうち私のほうも、〝今日は何を話そうか〟と、考えるようになっていました。

ある時、日本の実家のことを聞かれ、母が絵を描くという話をすると、ぜひ見たい、と言われ、次の訪問時に母の描いた絵の写真を持って行きました。

アンさんは、耳は聞こえませんが目はしっかりしており、私がミニアルバムに入った絵の写真を見せると、大喜びし、娘さんと二人で「この絵は売っているのか？」「こっちに持って来られないのか？」「一体どうやって描くのか？」などなど、大興奮。そして、「他にはもうないのか？」「新しいのができたら、また見せてほしい」と、大変な勢いでした。

こんな風に、ホスピスナースの訪問を毎回楽しみにしてくれていたアンさんも、次第に歩けなくなり、眠っていることが多くなり、ベッドから起き上がれなくなっていきました。

アンさんはいつも、「死ぬのは怖くないし、早くあちらに行きたい。でも、死ぬ前がどんなものなのか、それが心配だ」と言っていました。娘さんも、「母が最後の日々に不安を感じないで逝かせてあげたい」と心配していました。

私は、アンさんと娘さんに、死へのプロセスと、症状の緩和をどのようにするのかを、何度も話しました。そして、「それでも、私は自分で実際に体験したわけではないので、本当にどんな感じなのかは、わかりません。ただ、ナースとしての知識と経験と感覚を総動員して、あなたが苦しまないようにするつもりです」と言いました。

すると娘さんが、「そうよ、お母さん。これぱっかりはお母さんにしかわからないんだもの。だから、お母さんが教えてちょうだい。私に何かサインを送って」と言ったのです。

アンさんは、私を見て「あなたを信用します」と言い、それから娘さんを見ると、「わかりました。ちゃんとサインをあげるから、しっかり受け取りなさいね」と言いました。

●最後の贈り物

それからまもなく、アンさんは昏睡状態になりました。

そして、ある朝、私を玄関に迎えてくれた娘さんがこう言ったのです。

「今朝、母が夢に出てきたの。一緒にね、馬車に乗ってたの。私が、〝ずいぶん古い馬車ね〟って言ったら、〝だって、お父さんのだもの〟って母が言ったのよ。〝えっ?〟と言うと、母が笑って〝だからあなたはここで降りなさい〟って。そこで目が覚めたんだけど、よく考えてみたら、あの馬車は私のおじいさんのだったんだと思う。とにかく、慌てて下に来たんだけど、あの通り、まだがんばっているわ」

この時、口にはしませんでしたが、娘さんも私も、アンさんが約束を守ったことに気付いていました。ですから、その晩アンさんが亡くなった時、娘さんは不思議と落ち着いていたそうです。

翌日、娘さんにお悔みの電話をかけたとき、彼女は、あの夢はやはりアンさんからのサインだった、と教えてくれました。

あの朝、あれから娘さんは、葬儀のために、アンさんの写真を整理したのですが、その時一枚のとても古い写真を見つけたのだそうです。それは、ケンタッキーのおじいさん（アンさんの父親）の葬儀社の写真で、そこに、あの馬車が写っていたのだそうです。

「きっとね、母はあの馬車でケンタッキーに戻ったのよ。そして、懐かしい土地で、安心して亡くなったんだと思うわ。だからね、私もほっとした。葬儀は向こうでやって、母は父の横に眠ることになるわ。でも、最後に母と過ごせて本当によかった。もしかしたら、これは亡くなった兄からのギフトだったのかもしれないわ」

お兄さんからの最後の贈り物。アンさんは、娘さんにそれを届けてから、懐かしいケンタッキーに帰ったのでしょう。そして、それが彼女から娘さんへの、最後の贈り物でもあったのです。

ちょうちょ

——平凡でも、価値のある人生を教えてくれたいのち

ジューンさん

蝶はホスピスのシンボルです。

End of Life（人生の終焉）が、青虫がさなぎになり、そして蝶になって飛び立っていく変貌の過程に似ているからだそうです。

●すい臓がんと心臓病

ジューンさんを初めて受け持ったのは、娘の産休から復帰したすぐあとでした。彼女は70代の元幼稚園の先生で、私の義母に少し雰囲気が似ていました。すい臓がんの診断を受けたばかりで、化学療法を始めるにあたり、ＰＩＣＣライン（ピック：末梢静脈挿入型中心静脈カテーテル）を挿入し、私は主にピックの管理をするため、週に一回訪問していました（その時はホスピスではなく、パリアティブケアでした）。

ジューンさんは、引退した警察官のご主人と二人暮らしで、二人ともとても穏やかで、仲が良く、そんなところも私の義父母を思わせました。ご主人は、近所の小学校の登下校時に交通整理をする、〝みどりのおじさん〟のボランティアをしていました。

お二人には娘さん二人と息子さんが一人いて、三人ともわりと近くに住んでおり、しょっちゅう手伝いに来ていました。ジューンさんは、化学療法も順調で、副作用も軽く済み、ピックラインのケア以外は特に問題もなかったので、雑談も多く、特に私の子どもたちの話を聞くのを、とても楽しみにしてくれていました。

ジューンさんたちもまた、ご家族のことをよく話してくれました。そうして、娘さんの一人と息子さんが、がんの治療を受けていることや、お孫さんの赤ちゃんが超未熟児で、3

か月も入院していたことなども知ったのです。

ジューンさんは、すい臓がんのほかにも、心臓の持病があり、訪問看護を受けている間にも、心臓の処置などで、何度か入院しました。そして、退院するたびに、私が訪問看護師として再訪し、パリアティブケアで足掛け3年半も受け持ったのです。しかし、何かが起こり、退院するたび少しずつ、彼女は弱っていきました。


ジューンさんは、いつも息子さんと娘さんの病気を心配していました。

娘さんは乳がん、息子さんは大腸がんでした。幸い二人とも手術で取り除くことができたので、あとは治療をしながら転移や再発がないことを祈るだけでした。自らも闘病しながら、それでも必ず両親を手伝いに来てくれる子どもさんたちに、ジューンさんご夫妻は、いつも感謝していました。

地道に働き、家庭を守り、愛情をかけて子どもを育て、質素ながら清潔で品のある暮らしをしてきた、ごく平凡な夫婦でしたが、それが実は何よりも大切で、価値のある人生だということを、お二人は知っていました。


そんなジューンさんにも、ついにホスピスを選ぶ時が来ました。

がんは肝臓と腎臓にも転移し、ある時を境に急激に悪化していったのです。少しずつホスピスの話はしていたので、彼女もご主人も準備はできていました。ホスピスケアの承諾書にサインし、4年近く通ったリビングルームが病室になり、電動ベッドの中で、ジューンさんはあっと言う間に小さくなっていきました。そして、平日最後の訪問日に、うつらうつらしながら、ジューンさんは私に両手を伸ばしてきました。

〝ああ、これでお別れなんだな〟私は、ベッドに横たわる、小さく小さくなってしまったジューンさんを、そっとハグしました。すると彼女は、「Take care of your children（子どもたちを大事にね）」と言ったのです。まるで、母親が娘に言うように。その週末、家族みんなに見守られて、ジューンさんは安らかに息を引き取りました。

●マダムバタフライ

半年後、ジューンさんのご主人と娘さん二人が、メモリアルサービス（半年に一度ホスピスで亡くなった人の遺族を招待して行う追悼式）に来てくれました。式の後、待ちきれずに彼らに駆け寄ると、ご主人は私の名前を呼び、ギュッとハグしてくれました。少し痩せていましたが、お元気そうでした。私たちは再会を喜び、お互いの近況を報告し合いました。それから、娘さんたちが、メモリアルサービスの中で行った儀式（出席した家族が、亡くなった患者さんの名前を読みあげられた時に、正面のガーデンアーチに蝶の飾りを括りつけるもの）がとても印象的だったと言い、ジューンさんが亡くなった時のことを話してくれたのです。

「母は花が好きだったでしょ。元気な頃はよく庭の手入れもしていたんだけど、母が庭仕事をしていると、なぜかいつも蝶々が飛んできたのよ。それで、私たちはよく〝マダムバタフライ〟って呼んでからかってたの。それでね、母が亡くなった日、人の出入りが多かったから、ドアが開いたままになっていたのね。そしたら、どこからか小さな黄色い蝶がひらひら入ってきてね、まっすぐ父の所に来たの。その蝶はしばらく父の肩にとまってたんだけど、いつの間にか、またひらひら飛んで出て行ったの。私たちみんな、あれは母だって思ったわ。さよならを言いに来たんだって」

ジューンさんの魂が、蝶の姿になって飛び去ったのか、たまたまなのか、それは誰にもわからないし、わかる必要もありません。でも、そんな素敵な偶然も、見えない何かの力で起こるのであり、そこに意味を見出すことで、人はやすらぎを覚えたり、救われたりするのではないでしょうか。

ははこづる

——母に勇気と強さを与え続けたいのち

ショーン

小さな折鶴の背中にもう一羽、さらに小さな子どもの折鶴を乗せた母子鶴。

いつまでもお母さんと一緒に飛んでいるよ、一緒にがんばってくれて、ありがとう、という、子どもたちの声にならなかった想いを込めて。

●ショーン　1歳半

ホスピスの患者さんが亡くなると、遺族に対してbereavement care《ビリーブメントケア》（日本ではグリーフケアとかグリーフサポートと言われています）を行います。

ビリーブメントケアのコーディネーターが、お悔やみのカードを送ったり、フォローアップの電話をしたり、メモリアルサービスを行ったりする他に、最近、小児ホスピスのお母さんたちのために、小さな贈り物をすることになりました。

それは、私が受け持ちだった男の子の死亡時訪問の後、どうしてもこのお母さんに何かをしてあげたい、という気持ちに突き動かされ、それを私なりの形にしたものでした。

初めてショーンに会った時、彼はお母さんに抱っこされ、コアラのように離れようとしませんでした。くりくりとした大きな青い眼でちょっと恥ずかしそうに私を見ると、すぐにお母さんの肩に顔を埋めていました。1歳半のショーンには、7歳のお兄ちゃんと4歳のお姉ちゃんがいました。

ショーンが、胞巣型横紋筋肉腫《ほうそうがたおうもんきんにくしゅ》というサルコーマ（悪性軟部腫瘍《しゅよう》）だとわかったのは、彼が8か月の時でした。最初は脛《すね》に瘤《こぶ》のような腫瘍ができ、手術で切除したのですが、まもなく膵臓の膵頭《すいとう》という十二指腸に近い所にも腫瘍ができ、化学療法で治療している間に、今度は脳にも何か所か腫瘍が見つかったのです。頭部に放射線治療を行うも、腫瘍はショーンの小さな身体のあちこちに現れ続けました。そして、これ以上がんと追いかけっこをするのは無理であり、両親はホスピスを勧められたのです。

ショーンは、少しでも腫瘍の増殖を抑えるため、抗がん剤を続けており、その投薬のためにGチューブボタンといわれる胃ろうを作ったばかりでした。しかし、薬以外はすべて口からとっていました。

彼はブルーベリーのヨーグルトと、魚の形をした小さなクラッカーが好きでした。お母さんはまだ母乳をあげており、ショーンは私たちの訪問が終わりに近づくと、いつもおっぱいを欲しがりました。ですから、ちょうど良いタイミングで私たちはソファーに掛け、授乳中のお母さんとゆっくり話すことができたのです。彼は脳転移してから発語が減っていましたが、こちらの言うことは年齢相応に理解していました。

ショーンは胆管の近くの腫瘍のために、胆汁の流れが悪くなる時があり、黄疸《おうだん》が出ていましたが、その度合いは常に変化し、訪問した時点では芥子《からし》色だったのが、30分後にはライトビールくらいになっていたりしました。お母さんは、Gチューブのケアに慣れるまで、かなり神経質になっていて、ちょっとしたことでも、「これは普通なの？　正常なの？　感染してないの？」と確認しました。最初の頃はよく写真をメールで送ってきていました。

特に、Gチューブのケア中にショーンが嫌がったり泣いたりすると不安になるようで、訪問時には、お母さんがケアをしている間、私はお母さんのスマホに入っている汽車のパズルゲームを見せたり、ぬいぐるみで遊んだりして気をまぎらわす役に回りました。

ショーンは鼠径部《そけいぶ》にウズラ卵くらいの腫瘍がありましたが、特に気にしている様子もなく、痛みもないようでした。黄疸以外はこれといった症状もなく、一家は以前から考えていたディズニーランドへの家族旅行を決行することにしました。

5日間の家族旅行

その旅行は父方の祖父母も一緒で、5日間の一大アドベンチャーでした。

私たちは緊急事態の場合の対処法を伝えて、万が一の時のため、地域の小児病院を確認しておくことなどを勧めました。お母さんはいろいろな場合を想定し、不安でしたが、1週間分の薬と必要な物品などをオーダーすると、あとは、お天気に恵まれ楽しい旅行になることを祈るばかりでした。

ただ、もしものことを考え、お兄ちゃんとお姉ちゃんには出発まで内緒にしており、お母さんはこっそり支度をしなくてはなりませんでした。

そして、一家は無事ディズニーランドを満喫し、元気に戻ってきたのです。ディズニーでは特別なパスを用意してもらい、長い列に並ぶこともなく、ショーンはほとんどお母さんに抱っこでしたが、それでも彼なりに楽しそうだったそうです。

●突然の副作用

ディズニー旅行から戻って来てしばらくは、特に変わりはありませんでしたが、腫瘍は目に見えて増えていました。これ以上続けても効果はないため、抗がん剤は中止されました。抗がん剤の中止に伴い、いくつかの薬も不要になり、お母さんは喜んでいました。

ところが、思いがけないことに、3週間以上前に終わった放射線治療の副作用が、その頃になって突然現れてしまったのです。

最初は頭に小さな発疹ができ、それがあっという間に頭全体に広がり、治療のせいで髪の毛のないショーンの小さな頭は、発疹とそこからの浸出液で覆われてしまいました。特に耳の後ろはひどかったのですが、軟膏《なんこう》を塗り、痛み止めを頻回《ひんかい》にあげるしか対処方法はありませんでした。

お母さんは、「3週間以上も経ってからこんなことになるなんて、誰も言ってくれなかった」と嘆き、私は〝今さらながらだけど〟と前置きし、〝放射線は治療が終わったあともしばらく体内に残っているので、副作用が後になって出ることはままある〟ということを説明し、残念ながらそれを予防することは難しいと話しました。ただ、ショーンの抵抗力が弱くなっていることも、おそらく一因であり、せめて感染を防ぐため、予防的に抗生剤を出してもらうことにしました。

お母さんは少し安心し、また、お父さんが見つけてきた〝放射線の副作用の皮膚炎に効く〟というかなり高価なクリームを使い始めると、一週間ほどでずいぶん良くなりました。そして、皮膚炎は良くなりましたが、ショーンの食欲は減り、腫瘍は増え、モルヒネを使う回数も増えていきました。

訪問回数を増やし、訪問するたびに痩せていくショーンは、それでも帰り際にお母さんに抱っこされながら、いつも〝High Five〟(ハイタッチ)をしてくれました。

両親はショーンの腫瘍を、フィラデルフィアの小児病院と、最初に診断された時にとても助けてもらったという、別の州にある小児がんセンターに提供することにしていました。二人は、息子を失う代わり、彼が生きた証として、この先ショーンと同じ病気になった子どもたちのために、少しでも役に立てることを望んだのです。

●いやな予感

月曜日の朝、その日はフィラデルフィア小児病院（CHOP）のパリアティブケアチームのメンバー数人が、フォローアップの名目で私と一緒にショーンの訪問をすることになっていました。

しかし、日曜日にお母さんからホスピスに電話があり、ショーンの調子がかなり悪いと聞いていたので、私は朝一番で訪問する予定でした。お母さんにも〝9時までに行くから〟とメールし、〝OK〟の返事を確認し、ちょうど家を出ようとした時、パリアティブケアチームのメンバーから電話があり、訪問時間を10時半にしてもらえないかと頼まれました。私はちょっと引っかかったのですが、仕方なく予定を変更し、最後に訪問する予定だった比較的自宅に近いケースを先に訪問することにしました。

ショーンのお母さんに〝申し訳ないけど、CHOPのメンバーが10時半にして欲しいそうなので、ちょっと遅くなる〟と急いでメールすると、すぐに〝わかった〟と返事が来ました。

頭の隅でショーンのことを気にしながら、一件目の訪問中、携帯電話にメールが届きました。いやな予感がしてすぐにチェックすると、やはりショーンのお母さんからでした。

〝He passed.（逝ってしまった）〟

私は大きく息を飲み込むと、何事もなかったように、それでもかなり手際よく訪問を終わらせ、飛び出すようにその家をあとにしました。〝今すぐ行く〟とメールを打ち、アクセルを踏み込みながら、〝やっぱりCHOPの都合なんて無視すればよかった〟と唇をかみました。〝そうしたら、そこにいてあげられたのに……〟。

それから我に返り、ソーシャルワーカーのキンバリーに電話をし、ショーンが亡くなったことを知らせると、彼女もすぐに向かう、と言いました。

ショーンの家に着くと、おばあちゃんがドアを開けてくれました。おばあちゃんは目で二階を指すと、ファミリールームで遊んでいる4歳のお姉ちゃんの所に戻りました。彼女にはまだ知らせていないようでした。

私は黙って二階に上がり、ショーンの部屋に入りました。そこでは、床に座った両親が、泣きながらショーンの足形を取ろうとしていました。私はお悔やみを言うと、荷物を置き、ショーンのパジャマを脱がせる手伝いをしました。二日の間にすっかり痩せ、くっきりとわかる腫瘍が痛々しく、思わず、「ああ、ショーン……」とつぶやきました。

お母さんは顔を上げて私を見ると、こう言いました。

「夕べはね、モルヒネあげてからもずっと抱っこしてたの。どうしてもね、落ち着かなかったのよ。それでも、お兄ちゃんのスクールバスの時間になったから、ショーンをベビーベッドに寝かせたの。どうしようかとは思ったけど、お兄ちゃんには学校には行かせたの。それで、戻ってきたら、ショーンはもう息をしていなかったのよ」

ぽろぽろと涙をこぼしながら、お母さんは淡々と言いました。

「こんなにあっけないものだとは、思わなかった……」

パジャマを脱がせると、お父さんがショーンを抱き上げ、お母さんが砂の入った箱に、ショーンの両足を押し付け、足形を取りました。ところがなかなか上手くいかず、何度もトライしている間に、キンバリーや、CHOPのメンバーが到着したのです。

お母さんは、「もういいわよ、上手くいかないから」と諦めようとしましたが、お父さんは「かまわないよ、上手くいくまでやろう」と言い、私は黙って砂をかき混ぜました。そして、やっと満足のいく形が取れると、お母さんは私のほうを見て、「どうしてもショーンをお風呂に入れてあげたいの。Gチューブをつけてから、身体を拭くだけだったから」と言いました。「もちろん」と私は言い、彼女はショーンを抱いてバスルームに行きました。

お風呂に入ってさっぱりしたショーンは、お父さんに抱かれて揺り椅子に座りました。

CHOPのメンバーが次々とお母さんにお悔やみを言い、自分たちにできることがあれば何でも言って、と申し出ていました。私とキンバリーはそれを見ながら黙っていました。私は薬を処分し、死亡診断書の死亡時確認者の所にサインをして、CHOPのメンバーに渡しました。残りは受け持ちの医師が記入して、サインしなければならないのです。

私はショーンを抱いているお父さんに、もう一度お悔やみを言い、2週間後にビリーブメントケアのコーディネーターからフォローアップの電話をするけれど、それ以前に困ったことがあれば、いつでもホスピスに電話してください、と言いました。

私はショーンに最後のお別れをしました。頭をなで、「よくがんばったね」と言うと、お父さんは「ありがとう」と言ってから、声を上げて泣き出しました。キンバリーが彼に声を掛け、私は部屋から出ました。

私はCHOPのメンバーと話をしていたお母さんに、ビリーブメントケアを説明し、それでも眠れなかったり、食べられなかったり、泣きやむことができなかったりしたら、ホスピスに電話してほしいと話しました。それから、彼女が最も勇気ある母親の一人であり、私はそれを心から尊敬する、と伝えました。

小柄なお母さんは私を見上げ、赤い眼をしながら微笑みました。そして、「私のくだらない質問に、いつも付き合ってくれて、本当にありがとう。たいしたことじゃないけど、それでもあの時の私にとっては、大問題だったのよ」と言い、ハグしてくれたのです。

いつもはショーンを抱っこしていたので、それが最初で最後のハグでした。キンバリーが戻ってきて、お母さんに上の子どもたちへの対応についてアドバイスをしてから、私たちは家を出ました。

車まで歩く間、私とキンバリーはこの死亡時訪問の違和感について話していました。なんとなく、CHOPのスタッフに遠慮しなければならなかった自分たちの立場が、腑に落ちませんでした。そしてその時、私はホスピスナースとして、あのお母さんに言ったこと、私が彼女の勇気を心から尊敬する、という気持ちを形にしたい、と強く思ったのです。

その気持ちが、この新しい贈り物になりました。小さな折鶴の背中にもう一羽、さらに小さな子どもの折鶴を乗せた母子鶴《ははこづる》に、スワロフスキーのビーズをあしらい、細い鎖《くさり》をつけてネックレスにしたのです。男の子には空色の雛《ひな》、女の子には桃色の雛で、「いつまでもお母さんと一緒に飛んでいるよ、一緒にがんばってくれて、ありがとう」という、子どもたちの声にならなかった想いを込めたつもりでした。

この、「母子鶴」の第一号は、ショーンのお母さんに贈られることになっています。いつもショーンを抱っこしていた彼女の胸に、この母子鶴が揺れることを想像し、私たちの想いも届いてくれたらいいな、と密かに願っています。

コラム

折り紙

小児ホスピスのケースを受け持ち始めてから、何より重宝しているのが折り紙です。

小児ホスピスの訪問の中で、〝遊ぶこと〟は、実はとても大切なのです。

患児にとってナースは、病院で治療を受ける時に世話をしてくれる人たち、血圧を測ったり、注射をしたりする人たちであり、あまり嬉しい存在ではありません。それがわざわざ家にまで来るわけで、聴診器を見ただけで嫌がる子もいます。

私たちは、もちろん必要なアセスメントをしなければなりませんが、それと同じくらい大切なのが、子どもにとって〝来てくれて嬉しい〟という存在になることです。

限られた日々を、できるだけ楽しく過ごしたい。患児の親にしてみても、少しでもその子が楽しい時間を過ごせるに越したことはないでしょう。そして、患児だけでなく、その兄弟と遊ぶこともまた、ホスピスナースの役割のひとつなのです。

小児ホスピスの患児の兄弟たちは、家庭の中では自然と〝脇役〟の立場に置かれてしまいます。病気の子のために、両親はありとあらゆる手を尽くそうとします。健康な子どもたちに我慢を強いることになっても、背に腹は代えられないのです。

そんな状況の中、私たちホスピスのスタッフが患児のために家にやってくるということは、ますます彼らの〝脇役〟度が強くなってしまうことであり、それは私たちの存在の目的に反してしまうのです。

私たちの役目は、患児の苦痛を取り除くこと、身体的にも精神的にもできるだけ快適に過ごせるように援助することです。そのためには、生活の核である家庭そのものが、より安定した状態であることが望ましく、つまり、両親や兄弟姉妹へのサポートは、結果的に患児をサポートすることにも繋がっているのです。そして何より、両親や兄弟たちは、患児と共にこの難しい時を過ごし、さらに生き続けていくわけで、特に兄弟たちにとっては、その先の長い人生に影響を与えるかもしれない、重大な時間でもあるのです。

そこで私は、小児ケースを訪問する時はいつも、折り紙と折り紙の本、はさみ等が入った〝折り紙バッグ〟を持っていきます。そして、アセスメントのあと、患児とその兄弟も一緒に簡単なものを折ったり、子どもが本の中から選んだものを私が折ったりします。

ですから、患児の兄弟によっては、私が訪問するとまずこの〝折り紙バッグ〟にまっしぐら、私が患児のアセスメントをしている間、折り紙の本を見て、今日は何を作ろうかと吟味し、紙を選び、アセスメントが終わるのを今か今かと待っていたりするのです。

今では、私の折り紙レパートリーはかなり広がり、患者さんが亡くなった後に送るお悔やみのカードにも、最近は折り紙の天使を挿《はさ》むようになりました。

ビスコッティ

――肉体の限界を超え、奇跡を垣間見せてくれたいのち

カリーナさん

「実はさ、こうなる前に、妻はオレに言ったんだよ。〝もう、うちに帰る〟って。〝あなたや子どもたちのこと、ずっと想ってる〟って。彼女はわかってたんだよ。もう、時間だって」

●サヴァティーナ家で3人目の患者として

クリスマスの時期になると、私は毎年、ビスコッティという、イタリアの二度焼きクッキーを大量に焼きます。3種類のビスコッティを、それぞれレシピの4倍ずつ、全部で400個近く作り、家族や友人、ご近所や、お世話になった方々へのギフトにするのです。結婚して最初のクリスマスに、一応イタリア系の嫁になったのだから、何かイタリアンなものを作ってみよう、と思って見つけたのがこのレシピで、これが予想以上に好評だったため、なんとなく恒例になってしまったのです。

週末、一日がかりで生地を作り、翌日一日がかりで焼きます。その日はもう、家中クッキーのにおいが充満し、娘は、「クリスマスの匂いがする」と言って喜びます（要するに、この時くらいしかクッキーなど焼かない、ということなのですが……）。

カリーナ・サヴァティーナさんは生粋のイタリア人で、20代の時に今のご主人と結婚して、アメリカに来ました。まだ50代の半ばでしたが、胃がんの手術の後、肝臓に転移が見つかり、化学療法を受けていました。

パリアティブケアの初回訪問で受け持つ患者さんのリストに彼女の名前を見つけた時、

私は〝あれ？〟と思い、住所を見て〝やっぱり〟と確信し、同時に、〝ああ、これはちょっときついケースになるだろうな〟という予感がしました。

実は、カリーナさんは、サヴァティーナ家での、私の三人目の患者さんだったのです。

サヴァティーナ家は、30数年前に夫婦と5人の息子さんたちでイタリアから移住し、造園業で成功した一家でした。兄弟たちは皆スープの冷めない距離に住み、それぞれの奥さんたちも皆イタリア人で、家族のつながりがとても強い、典型的なイタリアンファミリーでした。

私の最初の患者さんは、カリーナさんのお義母さんで、お義父さんと一緒にお隣の長男夫婦と同居していました。

それが5年ほど前のことで、その1年後にお義父さんを受け持ちました。お義母さんの時も、お義父さんの時も、カリーナさんはよく顔を出し、お義姉さんの手伝いをしたり、パスタ料理や焼き菓子を差し入れたりしていました。お義父さんもお義母さんも英語は話さず、いつもカリーナさんを含む家族の誰かが、通訳をしてくれていました。

そして、私が日本人だということや、イタリア系アメリカ人と結婚していることなどもあって印象に残ったのか、訪問していた期間は短かかったのに、カリーナさんの初回訪問では、本人やご主人を始め、同席したお義姉さんも私のことを憶えていてくれたのです。

もともと小柄なカリーナさんは、４年前に会った時よりもさらに細くなっていました。化学療法の副作用で嘔気《おうき》が強く、悪液質（がんのために痩せ過ぎて全身が衰弱している不健康状態）になっていたため、いったん治療を中断し、とにかく何とか体力をつけることが当面の目標でした。

カリーナさんも家族も、私がホスピスナースであることは承知していましたが、同時にパリアティブケアのナースであることを知っていましたから、ホスピスについては触れず、〝私たちはとにかく希望を捨てない〟という姿勢を崩しませんでした。

栄養士やＰＴ（理学療法士）にも訪問してもらいましたが、三人の子どもさんたち（結婚している長女、造園の勉強をしている長男、大学生の次女）もインターネットや知り合いなどから情報を集め、お母さんのためにいろいろなサプリを買ったり、スムージーを作ったり、また、自らがんを克服し、独自のサプリを開発した栄養士さんを見つけてきたりしていました。

カリーナさんもご主人も、イタリア訛《なま》りの強いブロークンな英語を話しましたが、なぜか私には理解しやすく、向こうも私のゆっくりした英語がわかりやすいようでした。そして、私が訪問すると必ず、イタリアにいるカリーナさんの家族が送ってくるコーヒー豆で淹れた、おいしいエスプレッソをご馳走してくれました。

●カリーナさんのビスコッティ

カリーナさんの病状は一進一退を繰り返していました。

しばらくすると、黄疸が強くなったため、胆汁を流れ出させるチューブを胆管に入れたのですが、黄疸が落ち着いたと思ったら、そのチューブが漏れたり、また、少しずつ食べられるようになったので化学療法を再開したと思ったら、好中球減少性発熱という白血球の一部が減るために起こる、防ぎようのない発熱を繰り返したり、度々入院しなくてはなりませんでした。

そんな風にして、彼女を受け持った1年目はあっという間に過ぎていきました。

そしてクリスマスが近づいた頃、小康状態が少し続いたカリーナさんは、私が何気なくしたビスコッティの話を聞いて、ぜひレシピが欲しい、と言ったのです。料理やお菓子作りが得意だった彼女が、なぜかビスコッティだけは作ったことがなかったのです。

私は、次の訪問日に、3種類のビスコッティのレシピに、近所のイタリアンレストランに付随している雑貨店で買った、アニシード（イタリアンクッキーによく使う香辛料）のおすそ分けを添えて、カリーナさんに〝エスピレッソのお礼〟と言って渡しました。

カリーナさんはとても喜んで、次の週にアニシードを使ったレシピのビスコッティを作り、〝あなたが作ったのほどおいしいかわからないけど〟と言って、エスプレッソと一緒にご馳走してくれたのです。

●アメリカの健康保険

カリーナさんは50代でしたので、メディケアではなく私的な健康保険に入っていました。アメリカの健康保険制度はとても複雑です。いわゆる〝オバマケア〟の導入により、ますます複雑に、そして多くの人たちがほぼ強制的に、今までよりも高い保険料を払い、しかもカバーされるものは減るという、〝ちょっと話が違うんじゃないの？〟と思わざるを得ない状況になっています。

年末になると、保険会社のケースマネージャーという各顧客の担当者から、翌年の保険のカバーをどうするか連絡が来ます。そして、1月1日付けでカバーされる内容や、保険会社を変更する人も多く、私たち訪問看護師は必ずそれを確認し、変更があれば新しい保険番号を控え、医療事務に連絡します。これを忘れると、報酬の支払いが滞るというとんでもない事態になり、大目玉を食らうことになります。

カリーナさんも、年が明けて保険のプランを新しくしました。ご主人は、「内容はあまり変わらないって、ケースマネージャーは言っていたよ」と、特に詳しい話はしませんでした。そして、私も週に2回の訪問、毎月合計8回の訪問認可のリクエストを、カリーナさんの状態の報告と共に保険会社に申請し、それまで通り特に問題なく承認されていました（この事前承認がないと、報酬が支払われません）。

しかし、実は、変わらないどころか、新しいプランではホームケアのスタッフ（ナース、ソーシャルワーカー、PT、ホームヘルスエイドなど）の各訪問ごとに一回60ドルの自己負担金を支払わなければならなくなっていたのです。ご主人は「そんなこと、ケースマネージャーは一言も言っていなかったぞ……」と驚きと怒りでいっぱいでしたが、結局ケースマネージャーの説明だけを鵜呑《うの》みにし、詳しい内容を自分で確認しなかったわけで、英語を外国語とする彼にしてみれば、忸怩《じくじ》たる思いだったと思います。

ですから、本当に必要な時に必要な人だけが訪問するようにと考えると、結局受け持ちナースである私の訪問のみになってしまうのでした。

●起こるかも知れない奇跡を信じて…

カリーナさんは少しずつ痛み止めの量が増えていき、一日のほとんどを、リビングのソファーで横になって過ごすようになっていきました。

それでも、夏には姪っ子の結婚式があるので、それには必ず出席するのだ、と決めていました。化学療法も3週間に一度のペースで続けていましたが、同時に例の栄養士さんのサプリメントも飲み、もしかしたら起こるかもしれない奇跡を、自分の体からがんが消え去る日が来ることを信じて、一日一日を必死に生きていました。

長女のヴァーリさんは1歳になる息子さんを連れて、ほぼ毎日来ていましたし、長男のトニーは学校を終え、お父さんの造園業を手伝っていました。ご主人は私の訪問日は必ず家にいて、彼女の状態を聞き、それについての質問をした後、おいしいエスプレッソを淹れてくれました。

そして、決して良い状態とはいえませんでしたが、カリーナさんは念願通り、結婚式に出席できたのです。

ところで、胆管に入っているチューブは、4週ごとに取り替えなければなりません。

ＩＲ（Interventional《インターベンショナル》 Radiology《ラジオロジー》：日本の略はＩＶＲ）という、画像下で体内に管を入れたりする治療を行う外来に行き、そこで行うのですが、カリーナさんの場合は、出血したり、挿入部から胆汁が漏れたりという問題が多く、一番腕のいいドクターSを指名して予約していました。彼女はＩＲの常連でしたし、私も問題がある度に電話をしていたので、

ＩＲの看護師さんたちも私の名前を覚えてしまうほどでした。

●残り10回

そんな8月のある日、私はカリーナさんの保険会社から「今年度のホームケアの訪問限度60回のうち、50回を使いました。残り10回です」という連絡を受けたのです。私にとってはまさに青天の霹靂《へきれき》、同じ頃、カリーナさんのご主人も同じ内容の手紙を受け取り、パニックになっていました。

私はすぐにご主人に電話をし、残り10回の訪問を次の4か月の間にいかに効率よく使うかを話し合いました。とりあえず2週間毎の訪問にし、その日に特に問題がなければ電話のみで、緊急時のために訪問日をセーブしておくようにする、ということで同意しました。

それまでは最低でも週に一度は訪問を受けていたカリーナさんは、少し不安のようでしたが、何かあればいつでもホームケアに電話をするように、と念を押し、また、どういう時はドクターに、どういう時はＩＲに電話するかを確認すると、「何かあったら、とにかくあなたの所に電話するから」と言って納得しました。

しかし、皮肉なもので、それからカリーナさんは目に見えて弱っていったのです。私の訪問と訪問の間にチューブが漏《も》れて入院したり、化学療法の副作用で脱水状態になって入院したりと、もしももっと頻回《ひんかい》に訪問できていたら、おそらく防げていたであろう事態に加え、がんはどんどん加速しながらカリーナさんを蝕《むしば》んでいきました。

カリーナさんの保険の場合、ホームケアを受けている間に入院すると、〝エピソード〟と呼ばれる60日の認定期間の途中であっても、その時点で現エピソードを終了し、退院して自宅に戻り、再びホームケアを受ける時は、新たなエピソードとして始めなくてはなりませんでした。そのため、入退院を繰り返すたびに新しいエピソードのための初回訪問をしなくてはならず、残り少ない訪問日数はあっという間に減っていきました。


10月中旬、カリーナさんは突然意識が混乱、不穏状態になり、再度入院しました。そして、その時点で、彼女のがん専門医が「これ以上の治療は百害あって一利なし」と宣告し、ホスピスを勧められたのです。

入院中、ホスピスのメディカルディレクター（医療的なケアを監督する各ホスピス専属の医師）のドクターウェンツが、カリーナさんとご主人に会い、彼女の状態と、ホスピスについて話をしました。

カリーナさんは最初、「義父母のように、ホスピスケアを受けたら、きっと自分はすぐに死んでしまう。私はまだ死にたくない、子どもたちに悲しい思いをさせたくない、次女が大学を卒業するのを見届けたい、まだまだ家族から離れたくないのだ」と言って、ホスピスを受け入れようとはしませんでした。

ご主人は、少しでも楽になれるのなら、プロのサービスをもっと受けられるのなら、そのほうがいいのではないか、と思っていましたが、カリーナさんが自分から決断しない限り、無理に説得しようとはしませんでした。

しかし、ドクターウェンツは、何度も、「ホスピスケアを受けることは、命を縮めるのではなく、身体と心を楽にすることで、より良い時間を生きられるということなのだ」と説明し、ついにカリーナさんは、「先生の言うことはよくわかりました。ただし、私がホスピスケアを受ける時は、Nobuko《ノブコ》を担当にすると約束してくれますか？」と言ったのだそうです。

ドクターウェンツは、「もちろんです」と即答し、すぐに私に電話をかけてきました。そして、「ミセス　サヴァティーナが退院したらホスピスケアを受けることになるはずだけど、DNR（蘇生処置拒否）のことなど、まだまだ話すことやサポートすることはたくさんあるんだ。でも、君を指名してくるほど信頼しているから、なんとか彼女と家族を支えてあげて下さい。僕もできる限り、力になるから」と言われたのです。

ドクターウェンツの声を聴きながら、私は、とうとうこの時が来てしまった、という落胆と同時に、でもこれで、訪問回数や自己負担金を気にせず、必要なだけ訪問できる、という安堵《あんど》を覚えていました。

奇跡を信じたくて

カリーナさんが退院し、ケアを再開するという連絡が来た時、コンピューターのチャートを見た私は、これは間違いでは、と思いました。

カリーナさんはホスピスではなく、今まで通り、パリアティブケアでのエピソード再開になっていたのです。上司に電話をして確認すると、間違いではないと言われ、私は混乱しました。が、とりあえず訪問し、そこでどういう経緯があったのか確認することにしました。

カリーナさんはいつものようにソファに横になり、眠っていました。その横で、ご主人と長女のヴァーリさんが、いつもより深刻な顔をして座っていました。

カリーナさんを起こす前に、ご主人に、「ドクターウェンツと話をしたんですが……」と切り出すと、ご主人は「わかってるわかってる。ドクターウェンツからホスピスの話は聞いたよ。でもやっぱり、彼女はまだ決心がつかないんだよ」と言い、「もう化学療法はしないけど、サプリメントは続けるし、徹底的に体の毒を出したら、自然の力で治癒できるかもしれない。彼女が重症だってわかっているけど、それでもまだ、諦めたくないんだよ。奇跡を信じたいんだよ」と、まるで訴えるように言うのでした。

私は、「わかりました。ただ、ホスピスケアを受けたって彼女の栄養士さんには会えるし、サプリメントも続けられます。もしもその栄養士さんのように、がんを克服することができたら、ホスピスケアは必要なくなるだけです。私が一番心配なのは、カリーナさんの保険が私たちの訪問を制限してしまい（ホスピスだと、メディケアを含むほとんどの保険で、訪問回数に制限がありません）、何かあったら結局病院に行かなければならないことなんです。そして、病院でできることも、もう限られているんです」と話し、その日はそれ以上ホスピスについては触れませんでした。

その代わり、保険会社に電話をし、何とか訪問日数を増やすことはできないか、何か手立てはないか尋ねました。何人もの〝担当の者〟にたらい回しにされ、20分以上待った挙句、返ってきた答えは、〝担当の医師が必要な情報と一緒に申請すればよい〟でした。

それは結局〝訪問はしても構わないけど、61回目からは費用はすべて自己負担です〟という意味で、そうなると一回の訪問につき100ドル以上を払わなければならないのです。

サヴァティーナ家は造園業で成功し、大きな家を持ち、経済的に余裕がないようには見えませんでしたが、実情はわからないし、多額の保険料を月々支払っている上、カリーナさんの介護のために、ご主人はかなりの仕事をキャンセルしていたので、やはり全額自己負担というのは、厳しいに違いありませんでした。

その日の帰り際、ご主人はドアの外まで私と一緒に出て来て、こう言いました。

「妻がホスピスにサインしないのは、もう一つ理由があるんだよ。実は、長女は最初の夫を亡くしているんだ。結婚してまだ間もない頃、彼はフィラデルフィアのシティマラソンに出てね、ゴールした直後に倒れてさ、そのまま帰らなかったんだよ。だから、妻はヴァーリのためにも死ねないんだ」

保険でカバーされる最後の日の決断

しかし次の訪問日、保険でカバーされる最後の日に、私はヴァーリさんのことが気になりましたが、意を決してカリーナさんに言いました。

「カリーナさんがホスピスケアを躊躇《ちゅうちょ》している気持ちは、よくわかります。でも、ホスピスケアに切り替えることが、寿命を決めるわけじゃないんです。あなたはもう病院に戻りたくないと言っていましたよね。ホスピスケアはその希望をかなえることができます。もし気が変わって、やはり病院で治療を受けたいと思ったら、その時点でホスピスケアを中止すればいいだけなんです。ホスピスに切り替えれば、私も必要なだけ訪問できるし、緊急時のための薬も常備できる。何かあったらいつでもホットラインに電話すればいいんです。胆管のチューブの交換は今まで通りＩＲでできるし、心配することは何もないんです」

カリーナさんは、ご主人を見、ヴァーリさんを見、それから私を見て言いました。

「わかったわ。そうしましょう」

ホスピスに切り替えてから、カリーナさんは以前にもましてきっちりとサプリメントを飲むようになりました。栄養士さんが調合した何種類かの液体で、主に体に溜まった薬やがんによる毒を排出させるというものでした。穏やかな日が何日か続いた後、ある早朝に、ご主人がおろおろしながらホットラインに電話をかけてきました。

カリーナさんがトイレに行くと起きた後、家の周りを歩くんだと言ってきかず、訳のわからないことを口走りながら行ったり来たりしているというのです。

夜勤のナースは、緊急時の薬のセットの中の薬の一つを飲ませるように指示しましたが、30分後に、「まだ落ち着かない」と電話がありました。夜勤のナースは、別の薬を与えるように指示し、受け持ちナースがその日に訪問すると伝えました。ご主人は、夜勤のナースがすぐに来てくれるものかと思っていたらしく、少し不安そうでしたが、その日に私が訪問すると聞いて、納得したそうです。

そして、私が到着した時には、カリーナさんはいつもとは違う部屋のソファーで横になり、ご主人と息子さん、ヴァーリさん、イタリアから来ていたカリーナさんの弟さんが、彼女を囲んで目を真っ赤にしていました。

カリーナさんは、やっと薬が効き、口を半開きにしたまま、眠っていました。アセスメントの後、私は〝終末期せん妄（terminal《ターミナル》 agitation《アジテーション》）〟と言われる症状について説明し、それが意味するところ、つまり、かなり死が近づいていることを話しました。

ご主人は、「今朝、初めて現実が見えたよ。彼女は助からない。もう、楽にしてやらなきゃいけないんだ」と言い、ヴァーリさんに向かって、「もうお母さんを逝かせてあげよう。もう充分だよ。つらいのはわかるけど、お母さんとお父さんのために、耐えてくれないか。これ以上お母さんをがんばらせるのは、かわいそうだ」と言うと、泣き崩れるヴァーリさんを抱きしめ、彼もまた嗚咽《おえつ》したのです。

翌日、家中が親戚であふれかえる中、カリーナさんはいつものソファーでうとうとしていましたが、私が声をかけると目を覚まし、昨日のことがまるで嘘のように、しっかりとした口調で「たくさん人がいて、申し訳ないわねえ」と言ったのです。

私がちょっと驚いてご主人を見ると、彼はやはり、解《げ》せない、という顔で、「昨日はあれからずっと眠ってたんだけど、今朝目を覚ましたら〝お腹が空いた〟って、ベーグルを半分と卵を少し食べたんだよ」と言いました。そして、「昨日来た電動ベッドよりも、やっぱりこのソファーのほうがいいって言うんだ」と、肩をすくめて見せました。

私は、予想外の展開に、喜びながらも戸惑《とまど》うご主人とヴァーリさん、大学から急遽《きゅうきょ》戻ってきた次女のエラさんに、「カリーナさんは意志の強い人ですから、もうひと踏ん張りするのかもしれません。でも、だからと言って、病気が良くなっているわけではありません。そのことを心に留めて、でも、調子が良いのは、神様からの贈り物ですから、その時その時を楽しんでください」と言いました。

しかし、そう言いながらも、内心〝このまま本当に奇跡が起こるのかもしれない〟と、ホスピスナースらしからぬことを考えていたのです。

●胆管チューブからの漏れ

その後も安定した日が続き、カリーナさんは、やはりソファーで一日のほとんどを過ごしてはいましたが、時々ヴァーリさんと一緒に料理をするなどして、周りのみんなを驚かせていました。ただ、胆管チューブが漏《も》れ始め、私はその木曜日にＩＲに電話をしました。

カリーナさんは意識もしっかりしており、本人もチューブの交換を希望していました。カリーナさんをよく知っているIRのナースは、「S先生は来週の火曜日までいませんけど、ほかの先生でいいなら明日できますよ」と言い、カリーナさんとご主人は少し躊躇《ちゅうちょ》しましたが、結局翌日にIRに予約を入れることにしました。

ところが、月曜日に訪問すると、ご主人が開口一番、「金曜日にチューブを入れ替えたんだけど、どういうわけか、いつも貼っている固定用のテープを付けてくれなかったんだよ。しかも、入れ替えたその日から漏れてて、そのことは言ったんだけど、様子を見ろって言われてさ、土曜日は大丈夫だったんだけど、夕べからまた漏れ始めたんだよ」と、不安を隠しきれないように訴えてきました。

確かに、挿入部を覆《おお》っているガーゼは漏れた胆汁ですっかり濡れていましたが、ドレナージバッグ（流れ出た液をためておく袋）にもきちんと溜まっていました。チューブは二針の糸で固定され、ズレてはいませんでしたが、私は念のために、固定用の特別なテープでチューブをしっかりとめました。そして、再びIRに電話をし、いつものナースに状況を説明すると、「もう一日様子を見て、漏れ続けるようだったら明日朝一番に電話して。明日ならS先生もいるから」と言われたのです。

私は、カリーナさんとご主人に、そのことを伝え、とりあえず皮膚が荒れないようガーゼをこまめに取り替えるように指導しました。そして、「明日の朝電話しますから、もしまだ漏れるようだったら、念のため、夜中過ぎから痛み止めの薬以外は、何も飲んだり食べたりしないでください。そうすれば、明日の午前中にＩＲでチェックしてもらえますから」と言い、なんとなくいやな気持ちで、サヴァティーナ家を後にしました。

翌朝一番にご主人の携帯に電話をすると、やはりチューブは漏れており、夜中に一度換えたガーゼがもうぐっしょりだ、ということでした。

私がＩＲに電話すると、昨日のナースに「わかりました。今日の午前中にＳ先生で予約を入れます。ご主人にはこちらから電話して時間を言いますから」と言われ、すぐにご主人に電話でその旨を伝えました。

ご主人はホッとした様子で、「よかった。じゃあ、それまで何も飲んだり食べたりしなければいいいんだね」と電話を切りました。私もとりあえず一安心し、翌日の水曜日にカリーナさんの訪問をずらしました。

ところが、その午後、チームミーティングのためにオフィスに行くと、上司に「明日新しい小児のケースをオープンするから、スケジュールがちょっと変わるわよ」と言われ、カリーナさんは別のナースが訪問することになりました。

私はカリーナさんを訪問する予定の同僚に一連の状況を説明し、フォローを頼みました。

そして、スケジュールの都合で、その週はそれ以降、私がカリーナさんを訪問することはなかったのです。

日曜日の晩、私は週末の報告をチェックしながら、カリーナさんの記録を何度も読み返しました。何度読んでも私が理解できたのは、こういうことでした。

〝ＩＲの医師に何もできることがないと言われ、夫は大変憤慨《ふんがい》している。チューブは漏れたり漏れなかったりだが、患者の状態は急激に悪化している〟

●ＩＲで何があったのか

月曜日の朝、カリーナさんはいつものソファーに横になり、口と目を半開きにしたまま、浅い呼吸をしていました。黄疸が出て、枝のようだった両脚が浮腫《むく》んでいました。ご主人とヴァーリさん、お義姉さんが、沈痛な顔で私を待っていました。

「一体ＩＲで何があったんですか？」と訊くと、ご主人はゆっくりと話し始めました。

「あの朝、あんたと話した後、いくら待ってもＩＲから電話はなかったんだ。カリーナはおなかが空いたので、Nobuko《ノブコ》に電話してどうなっているのか訊いてくれって言ったんだけど、直接ＩＲに訊いたほうが早いと思って、10時過ぎにＩＲに電話したんだ。そしたらさ、〝ああ、サヴァティーナさん、Ｓ先生は、我々にできることは何もないから、あとはガーゼを換えて、かぶれないようにして、もし熱が出たら受け持ちの医師に連絡するように、ということなんです〟なんて言うんだよ。信じられるかい？　次の日、別のナースが来た時はあんまり漏れていなかったからよかったものの、その後また漏れ出してさ、金曜日にナースが来た時には妻はもう起きなかったよ。オレはさ、ただの庭師だし、英語も下手だけどよ、何かがおかしいってことくらいはわかるよ。できることはないって、どういう意味なんだよ？　あの時はまだ、妻は歩いてたんだよ！」

怒りと悲しみと医療者に対する不信感でいっぱいの家族を前にし、私は言葉を選びながら、自分自身の怒りを抑えるように、こう言いました。

「まず、ＩＲが電話をしてこなかったのは、完全に怠慢です。そして、何もできることがない、というのがどういう意味なのか、例えば、前回の交換の時に何かわかっていたのなら、その説明をするべきでした。もしかしたら、病気の進行が漏れの原因であり、だからできることがないのかもしれない。交換することによるメリットがなかったのかもしれない。どちらにしても、少なくとも診察はするべきだったと思います。そうすれば、サヴァティーナさんだって納得できたでしょうから」

それから、「今からIRに電話して、どういうことなのか訊きましょう」と言い、馴染《なじ》みの番号を押しました。いつものナースが出ると、私は、単刀直入に本題に入りました。なぜ電話をしなかったのか、なぜ〝何もできることはない〟説明をしなかったのか、そして、今のカリーナさんの状態と、家族が受けている精神的苦痛を説明しました。

彼女は、「あの日はご主人が電話をしてきたので、S先生の言ったことを伝えたまでです。漏れているのは固定のせいじゃないし、患者さんの容態が変わったのなら、ER（救急）に行って下さい」と終わらせようとしましたが、私は「あなたを責めるつもりはないけど、それでは答えになっていません」と食い下がりました。

すると、「でも、水曜日にホスピスのナースが電話してきた時は、漏れていないと言っていたし、ご主人だって何も言っていませんでしたよ。どうしても家族が納得しないと言うなら、うちのナースプラクティショナー（NP）と話しますか？」と言い、ぜひそうしたい、と言うと、さっさと電話を切り替えてしまいました。

そして、電話を替わったNPに改めて状況を説明すると、「こちらからすると言った連絡をしなかった不手際《ふてぎわ》は、上司に報告し、今後そのようなことがないよう善処します。チューブの交換をしなかったのは、状況的にその必要性と患者さんが受ける恩恵と負担を考慮した結果であり、放棄したわけではありません。患者さんはホスピスケアを受けているそうですが、それでもご家族が希望するのなら、ERに行くしかないですね」と言われ、私が「今私に言ったことを、患者さんのご主人に説明してください。このままじゃ、どうしても納得されないと思うんです」と頼むと、「いいですよ、それで少しでも助けになるのでしたら」と、ご主人と話をしてくれました。

NPと話し終えたご主人は、それでもまだ納得できない、という表情で、こう言いました。

「妻の病気が良くならないのはわかっていたし、この間のことで、覚悟はできてたよ。でも、これじゃあやっぱりすっきりしないんだ。チューブがちゃんとして、それでもこうなったのなら、仕方ないよ。がんがそうしたんだ。せめてドクターが診てから、交換できないって言うなら、オレだって納得するよ。受け入れるよ。でも、こんな状態の妻を今からERに連れて行って、どうなるって言うんだ！」

すると、横でずっと黙っていたヴァーリさんが、堰《せき》を切ったように、ほとんど叫ぶように訴え始めました。

「こんな無責任なことってある!?　あの人たちにとって私の母は人でもなんでもない、ただの数に過ぎないのよ。あの日、母はまだ歩いてたわ。でも、あの人たちの怠慢のせいでチューブが漏れ、そのせいで黄疸も出て、状態が悪化したのよ！　そしてそれを病気のせいにして、何もできないなんて言うのよ。どうしてだかわかる？　母がホスピスの患者だからよ！　どうせもうすぐ死ぬんだから、そんなの無駄だって思ってるのよ！　もしかしたら、保険がおりないのかもしれないわ。だって、交換してすぐ漏れたってことは、あっちのミスかもしれないじゃない。母がどうなろうとあの人たちには関係ない。母が死んだって、あの人たちは家族と一緒に、笑ってサンクスギビングのご馳走を食べるのよ！　だから平気であんなことが言えるのよ!!」

私には、返す言葉がありませんでした。恐らく、ＩＲの判断は正しかったでしょう。しかし、いったん奇跡のかけらを見てしまった彼女にとって、魔法がとけてかぼちゃに戻ってしまった馬車を受け入れるのは、至難の業でした。

●「彼女はわかってたんだよ。もう、時間だって」

翌々日、〝母は嫌いだったから〟と言って反対していたヴァーリさんを説得し、私はホームヘルスエイドと一緒に、カリーナさんをソファーから電動ベッドに移しました。

エイドさんがカリーナさんの体をきれいにし、ベッドを整えると、彼女はずっと快適そうでした。

ご主人とヴァーリさん、お義姉さんに体の向きの変え方や、床ずれができないようにする枕の使い方などを指導し、今一度、緊急時の薬の使い方、そして、亡くなった時の手順を説明しました。その後ご主人は、静かに眠っているカリーナさんの手を取り、私に向かってこう言いました。

「実はさ、こうなる前に、妻はオレに言ったんだよ。〝もう、うちに帰る〟って。〝あなたや子どもたちのこと、ずっと想ってる〟って。彼女はわかってたんだよ。もう、時間だって」

帰り際、私はご主人とヴァーリさんに最後の挨拶をしました。

「去年、カリーナさんが、私のレシピのビスコッティを焼いてくれたのが、ついこの間みたいです。きっと、一生忘れません」とご主人に言うと、涙を流しながら、「あんたはできることすべてをしてくれたよ。妻だって、きっと感謝してるよ」と、ハグしてくれました。

そして、ヴァーリさんに、「お母さんはいつもあなたの傍《そば》で、見守ってくれると思う。つらいけど、心配しないでって、大丈夫って、言ってあげて」と伝えると、彼女は大きな瞳を濡らしながら頷き、「長い間、どうもありがとう」と言い、そっとハグしてくれたのです。

カリーナさんは、翌日のサンクスギビングに亡くなりました。ご主人と三人の子どもたち、かわいい孫と大勢の義兄弟姉妹に囲まれ、眠ったまま、静かに逝ってしまいました。

カリーナさんのお葬式で手渡されたメモリアルカード（故人の名前、生年月日と没年月日などを書いた小さなカード）には、ヴァーリさんの結婚式の時の、紫のドレスを着て微笑んでいるカリーナさんの写真と、こんな詩が印刷されていました。

あなたの心を痛みと悲しみでいっぱいにしないで。
そのかわり、明日はいつも私を思い出して。
喜び、笑い、そして笑顔を忘れないで、私はちょっと休んでいるだけ。
私の離別は痛みと悲嘆を与えるかもしれないけど、
私の旅立ちは私の苦痛を軽くし、安らかにしてくれる。
だから涙をふいて、私をおぼえていて、今の私ではなく、今までの私を。
だって、私はあなたたちみんなをおぼえているし、笑顔で見ているから。
わかって、あなたの心の中で、私はほんの少し休みに行っているだけ。
私があなたたち一人ひとりの愛を持っている限り、
私はあなたたちみんなの心の中で生き続けることができるから。

Fill not your heart with pain and sorrow, but remember me in every tomorrow.
Remember the joy, the laughter, the smiles, I've only gone to rest a little while.
Although my leaving causes pain and grief, my going has eased my hurt and given me relief.
So dry your eyes and remember me, not as I am now, but as I used to be.
Because, I will remember you all and look on with a smile.
Understand, in your heart, I've only gone to rest a little while.
As long as I have the love of each of you, I can live my life in the hearts of all of you.

まるで、カリーナさんの声が聞こえてくるような詩でした。家族を愛し、家族に愛され、その想いだけで肉体の限界を超え、奇跡を垣間見せてくれた彼女の、優しさに満ち溢れた詩でした。私は涙を拭き、カリーナさんに言いました。

〝あなたのことは忘れません。毎年ビスコッティを焼くたびに、私は、あなたのことを想うでしょうから〟と。

コラム

お葬式

ホスピスケアを受ける人たちは、メディケア（公的な健康保険）の基準に合った人、つまり、医師によって余命6か月もしくはそれ以下と診断され、積極的な治療（根治療法）を受けないことを前提としています。しかし、6か月とはあくまでも目安であり、24時間以内に亡くなる人もいれば、1年以上ホスピスケアを受ける人もいます。6か月以上ホスピスケアを受けているケースに関しては、メディケアなどの保険の監査が非常に厳しくなります。信じ難い話ですが、ホスピスをお金儲けのビジネスとして行う事業所が増えており、医療報酬を不正に受け取り、私腹を肥やす人たちが大勢いるからです。

ホスピスケアを受ける平均日数は、全国では2か月ちょっと（ただし、システムの濫用も含むので、実際はもう少し短いはず）、うちのホスピスではだいたい5－6週間くらいです（私が始めた頃は、平均2週間と言われていました）。ただ、うちのホスピスはパリアティブケアの患者さんもみるので、ホスピス以前に受け持つ期間がある場合もあり、そうすると、結構長いお付き合いになったりします。

ホスピスナースに別れは付きものですが、ケースによっては、心にけじめをつける、と言うか、きちんと終結させないと前に進めないことがあります。そういう場合、私はお葬式に出席することにしています。

アメリカのお葬式は、教会や葬儀社で行うのが通例です。人によっては、viewing（お通夜）とお葬式を二日間に分けることもあります。また、お葬式のあとは、日本の精進落としのように、参列した人を食事や軽食に招待することもあります。

お葬式では、故人を偲んで家族、親戚や友人が短いスピーチをよく行います。私は、たいてい一番後ろに座ってそれを聴くのですが、その度に、その場における自分の特殊な立場、つまり、健康であった時のその人とではなく、人生の終焉に立ち合った、という関わりしかないことを、改めて知らされるのです。

また、それに輪をかけて思い知らされるのが、遺族に挨拶する時です。特に、最期を看取った家族が、私の顔を見たとたんに泣き崩れたりすると、やはり、一番つらかった日々を思い出させるスイッチになってしまうのだと、実感するのです。

それでも、〝この人のお葬式には必ず行かなくては〟と思う人がいます。患者さんに最後のお別れをするため、看取りの介護をした〝戦友〟の肩を抱くため、そして、一つの人生の幕が閉じるのを見届けるために、行かずにはいられないのです。そして何より、そこでは、ホスピスナースとしての役目を終えた、私個人として、気兼ねなく涙を流すことができ、この出会いを思い出に変えて、心の引き出しにしまうことができるのです。

ソファーの下のヴァイオリン

——ときを超えて、夢を叶えたいのち

エンブロさん

腕のいい家具職人だった彼には、実は夢がありました。それは、いつか自分の手でヴァイオリンを作ることです。定年後、空いた時間でミニチュアの家具なども作っていましたが、一念発起、払い下げの古いヘリコプターの羽根を手に入れ——。

●美しい木の箱

10年以上前のことです。エンブロさんは、イタリア移民の80代の男性で、55歳以上のシニア向けのマンションに、奥さんと二人で暮らしていました。膵臓《すいぞう》がんでしたが、その時はまだホスピスではなく、パリアティブケアの患者さんでした。

その時の主な目的は、胆管チューブの管理を家族に指導することでしたが、自分自身がいろいろな疾患を抱えていた奥さんは、はなっから覚える気はありませんでした。私の訪問時間の7割は、彼女の体の不調の訴えを聞くことで、肝心の患者さんは、いつもむっつり黙って、奥さんがしゃべり続けるのを見ているのでした。

私は受け持ちの患者さんのことをできるだけ知りたいので、訪問時は病歴や症状だけでなく、いろいろなことを訊きます。

一番いいきっかけになるのは、写真です。アメリカの人は、たいてい家族の写真をあちこちに飾っています。中にはセピア色の物もあります。そういうものを見るのは、私自身とても楽しいし、「これは誰?」「これはいつ?」と尋ねると、ほとんどの人は喜んで話してくれ、その人の家族や過去を垣間見ることができるのです。

ところが、エンブロさんの家には、写真よりももっと強く私を惹きつける物がありました。

窓際のテーブルの上にあったそれは、つやのある木材でできた、小さな小さなダイニングセットと揺り椅子でした。思わず見入った私に、エンブロさんが嬉しそうに「気に入ったか」と訊いてきました。

もともとドールハウスやミニチュアモデルが大好きな私が、うんうん、と頷くと、奥さんが、「それ、彼が作ったのよ」と言ったのです。

「えー！　本当に⁉」私が「きれい！」「かわいい！」を連発していると、エンブロさんが、「もっといいもんを見せてやるよ」とおもむろに立ち上がり、それまで座っていたソファーに向き直りました。そして今度はよっこいしょ、としゃがみこんだかと思うと、ソファーの下に手を突っ込んで、何かを引っ張り出しました。

唖然としている私の目の前に現れたのは、磨き込まれた美しい木の箱でした。それをコーヒーテーブルの上にそっと載せると、エンブロさんはちらりと私を見てから、ゆっくりとふたを開けました。そして私の目に飛び込んできたのは、紅いベルベットに横たわる、飴色に光った一挺《ちょう》のヴァイオリンでした。

「こ、これ、あなたが作ったんですか？」「そうだよ。ヘリコプターの羽根でな」「へ⁉」目を丸くしている私に、エンブロさんはこんな話をしてくれたのです。

イタリアの貧しい村に生まれた彼は、兄弟も多かったので、子どもの頃から家具職人に弟子入りし、学校へはほとんど行かず、毎日木を切ったり削ったりしていました。

しかし、暮らしは苦しくなる一方で、第二次世界大戦の直前、一家はアメリカに移住します。もちろん最初は英語も話せず、戦争中は敵国市民ということで、かなりつらい思いをしたそうです。それでも家具職人として仕事に就き、やがて、やはりイタリア移民の奥さんと出会い、結婚、二人の子どもを育て上げました。

腕のいい家具職人だった彼には、実は夢がありました。それは、いつか自分の手でヴァイオリンを作ることです。定年になってから、空いた時間でミニチュアの家具なども作っていましたが、一念発起。払い下げの古いヘリコプターの羽根（昔は木を使っていたのですね）を手に入れ、かのストラディバリウスの図面を使って（!?）ついにこのヴァイオリンを完成させたのです。

「でもな、俺は自分じゃ弾けないし、子どもも誰も楽器なんてやりゃしないもんだから、結局ソファーの下で寝てるだけなんだよ」「だからさ、本当はちゃんと音が出るかどうかもわからないし、もしかしたら靴箱に紐くくったみたいな音かもしれねえな、ハハハ」

●ちょっとした思いつき

なんとなく寂しげに笑うエンブロさんを見て、〝ああ、私が弾けたらなあ……〟と思った次の瞬間、〝待てよ、自分が弾けなくても、弾ける人を知ってるじゃない、それもものすごーく上手な人を！〟と、気づいたのです。

「エンブロさん、私の知り合いにヴァイオリニストがいるんですけど、そのヴァイオリンを試し弾きしてもらえるかどうか、頼んでみましょうか？」

思いがけない人から思いがけない提案を受けた時の顔というのは、年齢、民族を問わず、ちょっと間抜けな感じがするものなのでしょうか。一瞬ホケッとしてから、彼は笑い出しました。

「いいよいいよ、どうせ大した音は出やしないんだから。気にしなさんな」

「でも、訊くだけ訊いてみますよ。もしＯＫだったら、それからどうするか考えましょうよ、ね！」

「まあ、そこまで言うなら……」

自分の思いつきにすっかり興奮しながら、立場も忘れて口走ったものの、帰りの車の中で冷静になると、〝もし断られたら……演奏旅行とかでいなかったりして……〟と、だんだん不安になっていきました。でも、とにかく口走ってしまったのだから、と、その晩、早速その知り合いに電話をしました。正確にはその人の奥さんで、長男の日本語補習校のクラスメイトのお母さんでした。ご主人は、かのフィラデルフィアオーケストラのヴァイオリニストで、室内楽やソロなどでも活躍されている方です。お二人ともとても気さくで、ローカルのコンサートがある時など、子どもも一緒に招待してくれていました。

事情を話すと、すぐにご主人に相談してくれて、なんと、快く引き受けてくださったのです。しかも、そんなに大切な楽器を持ち運ぶのは気を遣うだろうからと、ご本人がエンブロさんのお宅に出向いて弾いてくださるというのです。もしも本人が目の前にいたら、思いっきりハグしていたことでしょう。

●眠りから覚めたバイオリン

次の訪問時、とりあえずバイタルサイン（血圧、体温、脈拍、呼吸）を確認してから、私はこのビッグニュースの発表をしました。

「本当かい⁉　本当にプロのヴァイオリニストが弾いてくれんのかい？」

本当に信じていいのだろうか、と言うように私のことをじっと見てから、エンブロさんは奥さんのほうを見て叫びました。

「おい、今の聞いたか？」

珍しく黙っていた奥さんは、ニコニコ笑って言いました。

「音が出りゃいいけどねえ」

ヴァイオリニストのPさんが、まだ赤ちゃんの息子さんを抱っこした奥さんと一緒に、エンブロさん宅を訪ねてくれたのは、それから1週間後の週末でした。Pさんご夫妻と、同行した私を迎えたエンブロさんご夫婦は、いつになくお洒落をしていました。

挨拶を済ませ、いよいよエンブロさんがあの木のケースを取り出しました。そう、ソファーの下から。

Pさんはちょっと驚いていましたが、それよりもそのケースの美しさに感嘆し、ふたを開けて、さらに感動の声を上げました。Pさんはそっと楽器を取り出すと、エンブロさんを賞賛しました。

「素晴らしい楽器を作られましたね」

エンブロさんは少し顔を赤らめ、じっとPさんがヴァイオリンを構えるのを見ていました。そして、Pさんが調音を始めると、ハッとして奥さんのほうを見ました。

音が出た！

それからは、そこにいた全員が無言でした。調音を終えたPさんは、バッハの無伴奏ヴァイオリンソナタ第一番を弾き始めました。深く、美しいヴァイオリンの音でした。何十年も、ソファーの下に眠っていた楽器は、とうとう目を覚まし、歌い始めたのです。エンブロさんも奥さんもPさんを見つめ、泣いていました。至福の時間でした。

帰り際、Pさんの手を取って何度もお礼を言った後、エンブロさんは私に向かって言いました。

「あんた、自分の名字の意味を知ってるかい?」

イタリア人の彼には、当然私の名字の意味がわかっていたのです。

「義父から聞きました。英語で言うと、〝precious one〟(かけがえのないもの)だって」

エンブロさんはにっこり笑って、「あんたがLaPreziosa《ラプレツィオーサ》だよ」と言うと、すっかり細くなってしまった腕で、しっかりハグしてくれました。

そのあとしばらくして、結局エンブロさんはホスピスを選びました。その時は担当地区が替わったため、私の受け持ちではありませんでしたが、家族に見守られ、安らかに逝かれたそうです。

グリーンベレー

——命をかけて戦い続けたいのち

ヴィートさん

幼い頃、一家でリトアニアから亡命した彼は、アメリカに助けてもらった、という恩を強く感じていたこともあり、18歳で陸軍に入隊しました。

折しもアメリカがベトナム戦争へと突き進んでいた60年代。小柄でしたが運動神経がよかった彼は、めきめきと実力をつけ、グリーンベレーの一員になったのです。

●18歳で陸軍へ

ホスピスナースになって、3年目くらいだったと思います。ヴィートさんは、当時まだ60代前半でした。それまで私が受け持った患者さんの中では若いほうで、初めて訪問した時は、いつもより少し緊張していた気がします。

彼は、小さな家に奥さんと二人で暮らしていました。子どもは二人、結婚してテキサスにいる娘さんと、フロリダに住んでいる息子さんです。

ヴィートさんは小柄で、短髪の、とても礼儀正しい人でした。奥さんは、長い髪をおだんごにまとめ、いつもご主人に気を遣い、何事にも一生懸命なのですが、どこか不安げな感じのある人でした。そして、私の訪問時は、必ずヴィートさんの傍《そば》についていました。というのは、彼の耳が全く聴こえなかったからなのです。

ヴィートさんは、リトアニアの出身で、彼が幼い頃、一家はアメリカに亡命しました。その時、アメリカ人の神父さんにいろいろと助けられ、以来彼はとても熱心なカソリック教徒になりました。しかし、生活は厳しく、彼はいわゆる〝ギャング〟になり、ケンカにあけくれた時期もあったそうです。

彼は小柄でしたが運動神経がよかったので、ボクサーを目指した時もあったそうです。

しかし、アメリカに助けてもらった、という恩を強く感じていたこともあり、18歳になると陸軍に入隊しました。そこでめきめきと頭角を現した彼は、落下傘《らっかさん》部隊に選ばれます。折しもアメリカがベトナム戦争へと突き進んでいた1960年代。実力をつけていった彼は、グリーンベレーの一員になったのです。

グリーンベレーとは、主に対ゲリラ戦を行うアメリカ陸軍の特殊部隊で、非常に高度な戦闘訓練を受け、〝グリーンベレーの隊員一人が歩兵200人の戦力に相当する〟と言われるほどだそうです。グリーンベレーと言いますが、彼らが被《かぶ》るベレー帽は、実はえんじ色というか、ワインレッドに近い色なのを、私は知りませんでした。

「これよ」と、奥さんが見せてくれた写真の中で、えんじ色のベレーを被ったヴィートさんは、眼光鋭くがっちりと逞《たくま》しい、目の前の人とはまるで別人のようでした。

ヴィートさんは、顔の左側、耳のすぐ近くに腫瘍があり、その手当てと、痛みのコントロールが、当初の目的でした。奥さんにも包帯交換のやり方を指導し、鎮痛剤の使い方は、本人と奥さんに指導しました。ヴィートさんは耳は聞こえませんでしたが、読唇術ができたので、本人に顔を向けて話しさえすれば、会話に問題はありませんでした。ヴィートさんは、「耳が聞こえなくても、音楽を楽しめるんだよ」と言って、時々ラジオをつけ、流れてくる音の振動を感じてリズムを取ったりしていました。

ヴィートさんが聴力を失ったのは、ベトナムでの戦闘中です。戦争中、彼はなんと26ヶ所も負傷し、そして回復するたびに前線に戻りました。普通はそんなことはありえないのだそうですが、彼はあえて希望したそうです。足掛け実に4年間、奥さんは生きた心地がしなかったそうです。パープルハートという名誉負傷章を8回も受けた人は、アメリカ中探しても、なかなか見つからないでしょう。しかし、グリーンベレーであり、又、アサシン（暗殺者）でもあった彼は、聴力を失った時点で、その役割を終えたのです。

●ベトナム戦争からの帰還

ヴィートさんは、ベトナムでのことはほとんど話しませんでした。奥さんにも、詳しい話はしなかったそうです。ヴィートさんに限らず、そういうベテラン（帰還兵）はとても多いそうです。そうして心の奥に閉じ込めざるを得なかった悲しみや苦悩は、いろいろな形で現れることになります。彼の場合、それは家族に対する虐待でした。

私がそれを知ったのは、偶然からでした。その頃ホームヘルスエイド（訪問介護士）の監督をしていたホリーというナースが、昔、退役軍人病院で働いていた時に、ヴィートさんを受け持っていたのです。

ベトナムから帰還して間もない頃で、満身創痍、聴力を失い、仕事を失い、帰還兵として受けるべき国からの援助はことごとく無視され、妻と幼い子ども二人のもとに戻ったとはいえ、恐らく失意と焦燥でがんじがらめになっていたのでしょう。ホリーは、その頃のヴィートさんが家族に対し、特に奥さんに対してどんな振る舞いをしていたか話してくれました。

「だからね、子どもたちとの関係も結構複雑だったわよ」

ホスピスケアは、看護師だけが行うものではありません。ソーシャルワーカーやチャプレン（教会や寺院に属さず施設や組織などで働く聖職者）、エイドにボランティア、そしてもちろん医師を含むチームとして、一人ひとりの患者さんとその家族に関わるのです。けれど、ヴィートさんはナース以外の訪問は受け入れず、かろうじてソーシャルワーカーが初回訪問の後、電話で奥さんと話をしていました。

私が訪問すると、ドアを開けてくれるのはいつもヴィートさんでした。そして、帰りは必ず夫婦揃って見送ってくれました。

彼はいつも穏やかで、処置が終わるたびに「どうもありがとう」と言ってくれました。そして、痛みに関しては、たいてい「大丈夫」という答えが返ってきました。

しかし、処置の後始末でキッチンに行くと、何気なく奥さんがやってきて、「ぜんぜん大丈夫じゃないの。特に夜はつらそうなのよ。でもね、わたしが言うと怒るから」などとささやいていくことがよくありました。

私は、奥さんから聞いたとはおくびにも出さず、「夜はよく眠れますか？　だいたい皆さん、夜になると痛みがひどくなったりするんですよね」といった感じで誘導というか、さりげなく本音を引き出して、その流れで薬を増やしてみようかと勧めたりと、なるべく彼のプライドを傷つけないようにしていました。


ヴィートさんの腫瘍は、ベトナムで使用されたエージェントオレンジ（枯葉剤）が原因ではない、ということになっていました。ですから、治療関係費などの補償も出なかったのです。それでも、ヴィートさんや奥さんの中では枯葉剤の影響を否定できなかったし、〝国に使い捨てにされた〟という気持ちがあったと思います。一度は救ってくれた国だったからこそ、命を懸けて戦ったのに、と。

彼の腫瘍は次第に大きく深くなっていき、同時に、彼はどんどん痩せていきました。痛みも強くなり、鎮痛剤も経口薬から持続皮下注射に変更しました（彼の場合、痩せすぎていたので、パッチは効果的ではありませんでした）。それでも徐々に皮下注射も効果を失っていきました。

そしてある暑い日、ヴィートさんがものすごく苦しそうだ、と、奥さんから電話がありました。すぐに訪問すると、おろおろした奥さんが出てきました。

彼は寝室にいました。それまで、どんなことがあっても必ず居間に降りてきた彼が、ベッドの中で苦痛に顔をゆがめていました。

すぐにボーラス注入（持続的な注射をしている時に、その薬剤を単発で追加投与すること）をしましたが、彼の状態では持続静脈注射以外に効果はないと判断しました。

「ヴィートさん、いったん病院のホスピス病棟に行きましょう。そこで持続静脈注射を始めて、痛みがコントロールできたら、点滴を入れたまま、家に戻りましょう」

ヴィートさんは、奥さんのほうを見ました。奥さんは涙を浮かべて、うんうんと頷いていました。ヴィートさんは私を見て、「あなたがそう言うなら、そうしましょう」と言うと、奥さんに向かって準備をするように言いました。

私はすぐに上司に電話をし、担当の医師と、ホスピス病棟の主任ナースに連絡をしました。救急車を呼び、彼がストレッチャーに乗って家を出るまで、あっという間でした。救急車に乗る前、ヴィートさんは私の目をしっかりと見て、「今まで、本当にどうもありがとう」と言いました。それが、私が彼を見た最後でした。

●アーリントン国立墓地

ヴィートさんが亡くなって5か月後、ホスピスが年に2度行うメモリアルサービスで、彼の奥さんに会いました。

長かった髪をばっさりと切り、元気そうで、すっかり若返っていました。彼女は私に気付くと、さっと駆け寄ってきました。半年も経っていないのに、あの夏が遠い日々のように思えました。お互い再会を喜び合うと、彼女はこんな話をしてくれました。

ホスピス病棟に移ってから、すぐに持続静脈注射を始め、痛みは楽になりましたが、彼の状態は急激に悪化していきました。2日目には意識が混濁し、彼女は別れがすぐそこに来ていることを感じたそうです。

その晩、フロリダにいる息子さんが病室に電話をしてきました。テキサスにいる娘さんは、ホスピスケアを受け始めてから、一度会いに来ていましたが、息子さんが最後に会ったのは前年のクリスマスでした。電話があった時、ヴィートさんはすでに昏睡状態だったそうです。それでも、奥さんは受話器を彼の右耳に当てました。聞こえるはずのない耳に。するとと、ヴィートさんは一瞬目を開き、はっきり「クリス」と息子さんの名前を呼んだのだそうです。翌朝早くに、彼は静かに息を引き取りました。

「それでね、」と奥さんは続けました。

「彼は、ずっと、〝自分が死んだらアーリントン国立墓地に埋めてくれ〟って言っていたの。だから、いろんな人に頼んで、何とかそうしてもらえたのよ。それなのに、お墓ができてしばらくして、彼が夢に出てくるようになったの。そしてこう言うの。〝墓に行け、墓に行け〟って。実はね、彼を埋葬した時は、墓石はできていなかったから、私は見ていないのよ。私は車がないから誰かに頼まなきゃならない。だから、墓石ができてからもなかなか行けなかったのね。でも、あんまり彼が毎晩出てくるものだから、これは何かあるのかと思って、人に頼んで連れて行ってもらったの。そしたらね、間違っていたのよ、名前が！これだったのか、って思ってね、すぐに直してもらったの。そうしたらね、もう来てくれなくなったわ」

彼女は明るく笑うと、もう一度私を抱きしめ、「長かったけど、つらかったけど、幸せな日々だったわよ」と言いました。それが彼女にとってなのか、彼にとってなのか、彼女は言いませんでした。多分、きっと、〝二人にとって〟だったのではないかと、今でも思います。

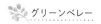

ペルーの花
―心の中に咲き続ける、儚くも美しいいのち

アデリーナ

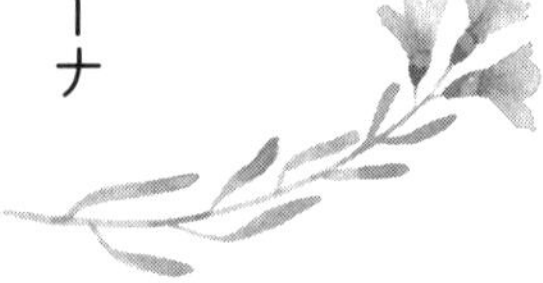

「僕は神の存在を信じてはいないけど、もし何かを恨むのだとしたら、その〝神〟くらいしかいないと思ったね。これがアデリーナの持って生まれた運命だとは思いたくなかった。誰のせいでも、何のせいでもない。ただ、ものすごい確率で当たってしまった、最悪の不運だったんだ」

●脳腫瘍の美少女

アデリーナに初めて会ったのは、小児ナースのキャロルが受け持ってから、2週間ほど経ってからでした。

キャロルは2か月後に3週間ほどバケーションを取る予定で、その間私が訪問することになるため、アデリーナと彼女の家族に私を紹介したのです。

アデリーナは6歳の女の子で、非常に進行の速い悪性の脳腫瘍でした。フィラデルフィアの仮住まいのアパートに、両親と、3歳の妹と、父方のおばあちゃんと一緒に住んでいました。仮住まい、というのは、この一家がペルー人であり、アデリーナの治療のため、ひと月前にアメリカに来たばかりだったのです。

お父さんのエミリオは、アメリカ人のお母さんとペルー人のお父さんを持ち、ペルー育ちでしたが、英語はほとんど問題なく話せました。彼のお母さんはイリノイ州出身でしたが、結婚以来ペルーに住み、今回は息子夫婦を手伝うため、ご主人をペルーに残してきたのでした。お母さんのエレーナはヨーロッパ系ペルー人で、簡単な会話なら英語でも大丈夫でしたが、込み入った話になるとエミリオがスペイン語に訳していました。

訪問前にキャロルは、「アデリーナはナースが好きじゃないの。病院でさんざんアセスメントされて、聴診器なんて、見るのもいやなのよ。私もいつもアセスメントは最小限にしてるし、もしも彼女が返事をしなくても、気にすることないから」と、私に心の準備をさせてくれました。

その朝、私たちが家に着くと、エミリオとおばあちゃんがにこやかに迎えてくれました。3歳のビビアンは、先週から午前中だけ通い始めた保育園に行っていて、その日は会えませんでした。アデリーナは二階の両親の寝室の、大きなベッドの端っこに横になり、お母さんに朝ごはんを食べさせてもらっていました。彼女はスペイン語が母国語でしたが、キャロルによると、英語も日常会話なら問題ありませんでした。

自己紹介すると、アデリーナはちらりと私を見て、〝ハーイ〟と言うと、すぐに朝ごはんに戻りました。彼女の食欲は、止まるところを知りませんでした。脳腫瘍の場合、脳の腫れを減らして頭蓋内圧を上げないようにするため、必ずといってよいほどステロイドを使います。そして、その副作用としての食欲増進による体重増加と、ムーンフェイスといわれるまん丸の顔を避けることが難しく、アデリーナも例外ではありませんでした。

私たちは、アデリーナの朝ごはんが終わるまで、階下で待つことにしました。

キャロルがエミリオと薬の確認をしている間、おばあちゃんがアデリーナの底なしの食欲を心配して、私に「あんなに食べて、大丈夫なの？　いくら薬のせいでも、あんなに急に太ってしまうのは、よくないんじゃないの？」と訊いてきました。

するとそれを聞いたエミリオが即座に、「ステロイドのせいで仕方ないんだよ。ステロイドを飲まなければひどい頭痛が起こるんだよ。それに、今は食べることが楽しみの一つだからね、好きなだけ食べさせてあげていいんだ」と答えたのです。おばあちゃんは、彼を見て何か言おうとしましたが、すぐに飲みこんで、私を見ました。

私はおばあちゃんに向かって頷きながら、「そうですね、今はとりあえず食べたいだけ食べさせてあげていいと思います。ただ、できるだけ野菜とか果物とか、たんぱく質を中心にできるといいですね」と言いました。

おばあちゃんは、私に向かってこう言いました。

「アデリーナは本当に綺麗な子だったのよ。今だってあの子であることに変わりはないけれど、それでもやっぱり残念なのよ」

エミリオがスマホを差し出して「これがね、ほんの数か月前のアデリーナだよ」と言いました。私とキャロルはスマホを覗き込むと、思わず目を見張りました。

そこには、6歳とは思えない気品を漂わせて微笑んでいる美少女がいました。エミリオは次々に健康だった時のアデリーナの写真を見せてくれました。明るく社交的で、誰にでも優しく親切な彼女は、友達も多く、学校でもとても活発だったそうです。

エミリオは生命力に満ち、幸せ一杯だったアデリーナを見ながら「これが僕たちのアデリーナなんだ。ここでの彼女の写真は一切撮らないつもりだよ」と言いました。ちょうどその時、エレーナが二階から降りてきてエミリオの手の中をのぞきこみました。そしてそれがアデリーナだとわかった瞬間に口を押さえ、「私には見れないわ」と顔を背けました。

●予期せぬニュース

エミリオたちは、ペルーの首都リマに住んでおり、エミリオは国際的に活躍するエグゼクティブコーチで、コンサルティングの会社を経営していました。エレーナも仕事をしていましたが、アデリーナの病気が分かるとすぐに休職しました。

エミリオはアメリカから電話やスカイプで現地のスタッフと連絡し合い、仕事を続けていましたが、大きな仕事をいくつかキャンセルしなくてはなりませんでした。エミリオもエレーナも、教養が高く社会的にも成功し、二人の美しい娘に恵まれ、本当に幸せな生活を送っていたのです。そして、その生活が予期せぬニュースによって一変したのは、エミリオの誕生日のお祝いを兼ねた、ビーチでの家族のバケーションの初日でした。

「ビーチに行く前日、アデリーナは私に電話をしてきてこう言ったの。〝グランマ、明日はパパのチーズケーキを忘れないでね〟って。チーズケーキは息子の大好物なのよ」

おばあちゃんが瞳をうるませながら話してくれました。

その翌日、アデリーナがひどい頭痛に襲われたのは、ビーチに着いて間もなくのことでした。すぐに病院に行き、ＣＴやＭＲＩを撮った結果、彼女の頭の中に腫瘍があり、それが悪性でしかも進行の速いものであると言われたのです。

そして、そうした珍しい小児がんの治療を多く手がけている、アメリカの大きな小児病院の内の一つであるフィラデルフィア小児病院（ＣＨＯＰ）を紹介され、一家はそのまま自宅にも戻らずに飛行機に飛び乗ったのでした。


ビーチからフィラデルフィアに飛んだ一家は、そのままＣＨＯＰへ直行しました。アデリーナは即入院し、翌日、手術で腫瘍をできる限り切除し、その後、直ちに放射線療法と化学療法を行ったのです。

アデリーナの腫瘍はグリオブラストーマ（Glioblastoma：神経膠芽腫《こうがしゅ》）といい、主に成人にみられるもので、小児には珍しく、また脳腫瘍の中でも最も悪性なものでした。そして、迅速な治療にもかかわらず、アデリーナの腫瘍は増殖し続けたのです。

治療を始めてから2週間後、手術で八割方を切除したにもかかわらず、腫瘍は既に半分以上の大きさに戻っていました。そうして、担当の腫瘍医と共に、ＣＨＯＰのパリアティブケアチームが訪ねてきたのです。アデリーナの状況と予後、今後のケアのオプションを説明された時のことを、エミリオはこんな風に話しました。

「これだけ科学技術も医学も発達しているのに、こんな小さな子どもの病気が治せないなんて、馬鹿げてると思ったよ。僕は神の存在を信じてはいないけど、もし何かを恨むとしたら、その〝神〟くらいしかいないと思ったね。これがアデリーナの持って生まれた運命だとは思いたくなかった。誰のせいでも、何のせいでもない。ただ、ものすごい確率で当たってしまった、最悪の不運だったんだ。僕たちは、まるで無力だったよ。彼女のためにできることは、ただ、あの子が苦しまないようにしてあげることしかなかったんだ」

こうして、積極的な治療は中止し、症状の緩和のみに焦点を絞り、頭痛などが充分にコントロールされるようになると、アデリーナは家に帰りたがりました。

彼女は病院が嫌いでした。突然自分を襲った病気が一体なんであるのかを理解するよりも、異国の病院で、次から次へといやなことをされても我慢し、いつもお腹がすいていて、顔も身体もまるで自分ではないみたいに膨らみ、友達もいない、楽しくもなんともない場所から、一時でも早く抜け出したかったのでしょう。

本当ならペルーのビーチでパパの誕生日をお祝いし、グランマの持ってきたチーズケーキを食べ、波と遊び、砂浜を駆けまわり、ママや妹と砂のお城を作っているはずだったのに。

しかし、アデリーナがペルーに戻ることは、ありえませんでした。彼女は、大好きなリマの大きな家の代わりに、フィラデルフィアから国道一号線（またの名をCity Avenue：この道路の内側がフィラデルフィア市内）を挟んだ閑静な住宅街にある、小さなアパートに帰ることになったのです。自宅でホスピスケアを受けることにし、アデリーナがCHOPを退院した時、エミリオたちは医師から〝たぶん2、3週間だろう〟と言われていました。エミリオとエレーナ、そしておばあちゃんの三人は、覚悟を決めてアデリーナを家に連れて帰ってきたのです。

●残された時間

CHOPのパリアティブケアチームから依頼を受け、ちょうどエミリオたちの近所にもう一件ケースを持っていたキャロルが、アデリーナを受け持つことになりました。キャロルとソーシャルワーカーのキンバリーは、〝あと2、3週間〟という宣告に、これからへの不安でいっぱいのエミリオとエレーナをサポートするため、また、キャロル自身も〝もし本当に2、3週間だとしたら〟というプレッシャーもあり、毎日訪問をしていました。

アデリーナはお人形遊びやお絵かき、工作などが好きで、9時にキャロル達の訪問を受けると、その後家族四人でトイザらスへ行き好きなものを一つ買うのが、毎日の楽しみになっていました。アデリーナに残された時間を、少しでも多く家族一緒に過ごし、彼女の喜ぶことをさせてあげたい、というのが両親の願いでした。そうして、その2週間が過ぎ、キャロルと一緒に私が訪ねたのは、3週間目も終わろうとしていた頃だったのです。

アデリーナは小康状態を保っていました。スクランブルエッグとワッフル2枚、カップに入った桃のシロップ煮、切ったバナナと牛乳をかけたコーンフレークスをボウルに3杯ほどお代わりして、彼女の朝食はやっと一息つきました。エレーナからOKサインをもらい、エミリオの後について、私たちは再び二階の寝室に上がりました。

アデリーナは枕を背にして、起き上がっていました。

私たちを見ても表情を変えず、キャロルが「朝ごはんは美味しかった？　ちょっとだけ胸の音を聞かせてね。頭は痛くない？」と訊くと、「痛くない」とだけ言い、エレーナに「ハニー、ちょっとだけ、キャロルに胸の音を聞かせてあげてね。いつもと同じよ、ね」と促されて、渋々頷きました。

キャロルが素早くアセスメントをすると、アデリーナはエレーナに向かって「ママ、お絵かきしたい」と言いました。エレーナが「そうね、じゃ、キャロルたちが終わったらね」と答えると、アデリーナは「もう終わったと思うよ」と言ったのです。私たちは苦笑し、キャロルが「そうね、もう終わったよ。また明日ね」と言って切り上げることにしました。私は部屋を出る前に、「アデリーナ、これは、はじめましてのプレゼントよ」と言って、ピンクの折鶴を差し出しました。アデリーナは折鶴をじっと見てから、手を出しました。ぷっくりとした小さな手のひらに鶴を乗せると、数秒してから「ありがとう」という呟《つぶや》きが聞こえました。

エレーナとエミリオが「わあ、アデリーナ、オリガミだよ。すごいねえ、よかったねえ！」と歓声をあげましたが、アデリーナは私のほうを見ようともせず、そっと鶴を脇に置きました。私は、「どういたしまして。この次は何か別の物をつくろうね。何がいいか、考えておいてね」と、寝室を後にしました。

それから、私は週に二日、キャロルと一緒にアデリーナを訪問し、週末は私が土曜日、キャロルが日曜日、と分けることにしました。アデリーナが予想外に安定していたので、キャロルは訪問回数を減らそうとしたのですが、エレーナはどうしても不安で、ほんのちょっとでもいいから毎日来て欲しい、と頼まれたのです。

キャロルと私が住んでいる町から、高速道路を使っても50分以上かかるアデリーナの家に毎日訪問するのは、キャロルにとっても楽ではありませんでした。私は、偶然にも娘の日本語補習校がすぐ近くだったので、土曜日は、娘を降ろしてから訪問できる、と言うと、キャロルも少しホッとして「それならお願いするわ」ということになったのです。

●ステロイド

アデリーナはステロイドのせいもあり、頭やお尻ににきびのような発疹ができ、そこが感染したために抗生剤を使ったり、また、常に頭痛をコントロールしておくために、モルヒネの用量の調整とそれに伴う便秘予防など、必要に応じて薬の微調整をしながら症状の緩和を図っていました。

私はアデリーナを訪問する時は必ず折り紙を持っていき、その場で折ったり、ちょっと手の込んだものだと自宅で折って持って行ったりしました。

初めて妹のビビアンと会った時は、3歳児の身体を張った警戒心を解くのに、この折り紙が威力を発揮してくれました。以来、ビビアンは私を見るとまっしぐらに折り紙の入った黄色いバッグに突進し、日本語で書かれた写真入りの折り紙の本を引っ張り出すと、「今日はこれを作る！」と言って、好きな色の紙を選ぶのでした。

アデリーナは相変わらず言葉数は少なく、アセスメントも必要最小限で、折り紙の動物や花を見てもあまり感情を表しませんでした。それでも、増えていく折り紙のモノモノを捨てることなく、大きな封筒にしまっておいてくれました。

こうして状態が落ち着いてくると、腫瘍医の先生が、〝そろそろステロイドを減量し始めないか〟と提案してきました。ステロイドはとても効果的な薬ですが、同時に長期にわたって使うことによって、深刻な副作用も出てきます。ですから、ある程度症状が緩和したら徐々に用量を減らし、最終的にはメンテナンス用量まで落とすのが基本なのです。

腫瘍医は、両親にそのことを説明し、不安気なエレーナの「少しでも頭痛がひどくなったら、すぐに元の用量に戻す」というリクエストを呑みながら、とてもゆっくりと、ほんの少しずつ減らしてみることにしました。

ところが、三段階目に入ったところで、アデリーナの頭痛がぶり返し、いつも穏やかなエレーナがキャロルに電話で、「今すぐ元の量に戻して！　もう決してこんなことしないで！」と泣いて頼んできたのです。

キャロルはすぐに腫瘍医と話し、ステロイドをいったん元の用量に戻しました。私は少し疑問を持ち、「元の用量じゃなくて、二段階の用量にして、あとは頓用のモルヒネを使ったら？」と訊きましたが、キャロルは「エレーナがね……」と言葉を濁《にご》しました。

しばらく治まっていた頭痛が再び現れたことで、エレーナは、アデリーナの小康状態が単なる小康状態であり、娘の命を脅かす呪いの塊は厳然としてそこにあるという事実をつきつけられ、パンドラの箱を開けそうになったと錯覚し、大慌てで蓋を閉め、二度と開けさせない、アデリーナが苦痛で泣くようなことは絶対にさせない、と決意したのでした。

●信仰の違い

エミリオは無神論者でしたが、エレーナはクリスチャンでした。それでもお互いを尊重し、二人の間に信仰の違いによる摩擦は感じられませんでした。ただ、アデリーナの病気を〝全くの不運〟と言い切るエミリオに対し、エレーナはどこかでその原因や意味を考えずにはいられない、そしてそれが結局は自分に向かってしまうような、そんな母親として抗いきれない苦悩を抱いていました。

私とエレーナは、お互いに英語が第二言語であったせいか、シンプルな表現しかできませんでしたが、かえってそれが、異邦人同士にある親近感のようなものを生み出していました。つまり、単純で幼い言葉で表現していても、そこにはもっと深く複雑な意味があることを推察し、さらにそれを相手が理解してくれたという確信がもてる。それが親近感となり、心の内を話してみようかな、という気にさせるのかもしれません。

エレーナは時々、アデリーナを妊娠していた時のことを話しました。妊娠はとても順調だったこと、仕事を続けていたこと、タバコはもちろん、お酒も飲まず、新鮮で安全な食べ物を食べていたこと、毎日お祈りをしていたこと……。

私はエレーナに言いました。

「エレーナ、あなたがしたこともしなかったことも、どちらもアデリーナの病気とは関係ないわ。あなたは健康で美しい女の子を産んで、その子はとても素晴らしい子に育った。外も内も美しい子に育った。あなたたちが育てた。そして今、アデリーナは大好きな家族とずっと一緒にいる。一日一日が宝物のはず。ママの笑顔を見るのが嬉しいはず。ママとパパの愛を目一杯感じているはず。病気になってしまったことに理由はないと思う。エミリオの言うように、不運だったのだと思う。でも、そこに意味があるかないかは、私にはわからない。それは、アデリーナ自身にとって、あなたにとって、エミリオにとって、きっとそれぞれ違うのだと思う。そして、たぶん、それぞれがみんな正解なんだと思うわ」

エレーナはただ頷いていました。

何が本当なのか、本当の答えはなんなのか、それは誰にもわかりません。ただ、それでもいいんだということを、私は彼女に伝えたかったのです。

アデリーナはだんだん買い物に行くのを主張しなくなっていきました。行ってもすぐに疲れてしまい、お昼寝の時間が長くなっていきました。

そしてそんな頃、キャロルは後ろ髪を引かれながらも、1年前から楽しみにしていたイタリア旅行へ、ご主人と一緒に旅立ちました。バケーションに入る前、彼女は私に尋ねました。

「私が戻ってくるのは3週間後だけど、その時アデリーナに会えると思う？」

私が、「わからない。たぶん、あなたのことを待っていると思うけど、何が起こるかわからないし、急変したら早いだろうから、あなた自身のために、さよならは言っておいたほうがいいと思う。〝もしかしたら、会えないかもしれないから〟って」と答えると、キャロルは「そうね、その通りだわ。私も後悔したくないから」と言い、その通りにしました。

それから、エミリオとエレーナ、おばあちゃん、そして、私にとって、長い長い3週間が始まったのです。

●「悲しく遊ばないで」

アデリーナは気分の良い日とそうでもない日がありましたが、確実に、病気は進行していきました。ベッドから出ている時間が減り、眠っている時間が増えていきました。ビビアンと一緒に遊ぶことが少なくなり、起きている間は、エレーナやエミリオになんだかんだ理由をつけて、傍《そば》にいてもらいたがりました。

エレーナは、アデリーナの希望通りにしてあげたいと思いながらも、一方でビビアンに対して罪悪感を持たずにはいられませんでした。おばあちゃんが居てくれるとはいえ、やはりママと遊びたいし、いっぱい甘えたい。アデリーナが眠っている時間を見計らってビビアンと遊んでいても、目を覚ました途端、アデリーナはママを呼び、その度にエレーナはすべてを中断して二階に駆け上がっていくのです。

そんな時、ビビアンは何も言わず、テレビを見たり、おばあちゃんと遊んだりするのですが、ある時エレーナにこんなことを言ったのです。アデリーナが眠ったので、エレーナがビビアンに、「一緒に遊ぼうか?」と尋ねた時のことでした。

「遊ぶのはいいけど、悲しく遊ばないで」

エレーナは胸に衝撃を受けました。3歳の娘が、自分の持つ精一杯の言葉で母親に抗議したのです。お姉ちゃんが病気になってから、家中が悲しくなっている。ママはいつも悲しんでいる。でも、私と遊ぶ時だけは、悲しまないで。私も悲しくなっちゃうから。だから、悲しく遊ばないで。

エレーナは言いました。

「ショックだったわ。ビビアンと遊ぶ時は楽しんでるつもりだったけど、やっぱりどこかでアデリーナのことを考えてたのね。でも、ビビアンには本当に申し訳ないと思うけど、どうにもならないのよ。一体、どうしたらいいのかしら」

私は、「病気の子どもがいるお母さんは、みんな同じように悩んでいるわ。どうしても健康な子どもは後回しになってしまうから。でも、それは仕方のないことだと思う。だから、時間を決めて、ビビアンとあなたの二人だけで過ごすようにしてみたらどう？　例えば、保育園のお迎えの時間。まっすぐ家に戻らないで二人で公園に行くとか、買い物に行くとか。誰にも邪魔されない二人だけの〝ビビアンタイム〟を作るの」と提案しました。

エレーナは頷き、「そうね、それはいいアイデアね。ぜひ試してみるわ」と言って、少しだけ微笑みました。

●シーフードピラフ

一方、アデリーナの食欲は相変わらずで、アメリカに来てから、すでに20kg近く、つまり、元の体重の二倍近くにまで増えていました。さすがにこうなると、呼吸器や循環器にも負担が増え、ただでさえ体力が低下しているところへ負荷がかかるので、身体を動かすのも大変になります。しかし、食べたいという欲求は抑えることができず、エレーナが「これで最後にしようね」などと言ったが最後、アデリーナは泣いて怒るのでした。

それでも彼女はどこかユーモラスで、「私はアデリーナではありません。アデリーナは寝ています。だから、代わりに私が食べてあげるのです」と言ったりして、大人たちを笑わせていました。

アデリーナは食べたい物にブームがあり、その時はお米とシーフードのピラフのような物がお気に入りでした。しかし、お代わりの度にエレーナがキッチンに下りてくると、アデリーナは待ちきれずに何度も呼ぶため、エレーナはベビーモニターでキッチンにいるおばあちゃんにお代わりの用意を頼み、できたら階段の途中で受け取る、というシステムにしていました。毎日シーフードピラフを温めながら、おばあちゃんは私に言いました。

「すべてが終わってペルーに帰ってもね、私は二度とシーフードピラフは食べられないわ」

●ステロイドの減量とモルヒネの増量

私は、もう一度ステロイドの減量を試みようと、腫瘍医に相談しました。そして、今度はステロイドの減量と同時にモルヒネの量を増やし、先手を打つことにしたのです。腫瘍医は賛成し、かなり保守的なペースでステロイドを減らすプランを立てました。

まずエミリオに、ステロイドを続ける利点と害、そして、ステロイドを減量する利点と懸念を話しました。エミリオは「実は、僕もステロイドは減らしたほうがいいんじゃない

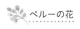

かと思ってたんだよ」と言い、モルヒネの増量で頭痛を防ぐというプランを、よく理解してくれました。これは私からエレーナに説明し、彼がスペイン語でフォローしてくれることになりました。私はエミリオに、「すぐに賛成するとは思わないけど、彼女が納得するまで話をするから」と話し、彼も同意しました。

予想通り、エレーナはステロイドの減量には即座に反対しました。

「そんなことしたら、また頭痛がひどくなるわ。私はアデリーナにほんの少しでも痛い思いをさせたくないの。だめ、絶対ダメよ」

私はまず、今度はモルヒネを増量しながら行うので、アデリーナが頭痛を感じる可能性は低いこと、頓用のモルヒネも、必要であれば一時間毎に使える指示を腫瘍医からもらっていること、そしてステロイドの減量も慎重に行うことを説明しました。

エレーナは難しい顔をして考えていました。

ステロイドを使い続けることで、アデリーナに不必要な負担がかかること、特に感染しやすくなることや、体重増加による多機能への様々な影響、また精神的な影響にも触れると、エレーナはハッとしてエミリオのほうを見ました。

「アデリーナがこの頃とてもイライラしたり、怒ったり、そうかと思うと何も言わなくなったりするのは、ステロイドのせいなのかしら」とスペイン語で言いました。エミリオはそれを英語に通訳してくれました。

私は、「ステロイドのせいだけではないかもしれないけど、その影響は大きいわ」と言い、これ以上ステロイドを使い続けることは、アデリーナにとってプラス因子よりもマイナス因子を増やしてしまうことになると説明しました。それから、「もちろん、全く使わないわけじゃないの。ごく少量のメンテナンス用量はキープするわ」と言うと、エレーナは何か言おうとしたエミリオを目で制し、こう言いました。

「わかったわ。本当に、アデリーナが頭痛を感じることはないのね。約束してくれるのね」

私は心の中で〝どうか嘘つきにならずにすみますように！〟と祈りながら、はっきりと「約束するわ」と言いました。

こうして、若干の緊張をはらみながらも、ステロイド減量作戦は順調に進み、モルヒネの増量も想定内で、目標のメンテナンス用量に達することができたのです。アデリーナは全く頭痛を訴えることなく、かえって、のむ薬が減ることを喜んでいました。食欲も落ち着いてきて、何よりも、目に見えてリラックスするようになり、本来のアデリーナらしさを取り戻していきました。

その頃になると、外出することはなくなっていましたが、アデリーナは階下のダイニングテーブルで、家族と一緒にご飯を食べたがるようになりました。エミリオはずっしりとしたアデリーナを抱っこして、階段を昇降しなくてはなりませんでしたが、5人一緒に食事をする至福を前にした彼にとって、そんなことはまるで些細なことでした。

数か月前までは当たり前にしていた、家族が揃って食卓を囲むということ。それがどんなに幸せかを、エミリオたちは痛いほど噛みしめていたのでしょう。決して戻れないとわかっていても、心のどこかで、この現実が実は夢で、目覚めるとリマのビーチにいて、アデリーナとビビアンに〝アイスクリームが食べたい〟と、揺り起こされたところだったらどんなにいいかと願わずにはいられなかったのではないでしょうか。同時に、せめて一日でも長くこの至福の時が続いて欲しい、という望みを握り締めていたのだと思います。

私の単独訪問が始まってから3週目に入った日曜日、家族の食卓には笑顔と見えない涙がこぼれ、さわやかに差し込む初夏の朝日を受けて、きらきらと輝いていました。

●先の見えない不安

ＣＨＯＰを退院する時、長くて3週間と言われたアデリーナがアパートに戻ってから、2か月半が経っていました。それは、エミリオたちにとって嬉しいことではありましたが、同時に生活上の現実問題とも向き合わねばならず、次第に戸惑いは強くなっていきました。

アデリーナの状態は確かに悪化していましたが、この状態があとどのくらい続くのか、最後の最後は一体どうなるのか、といった未知への不安、同時に、来月の仕事をキャンセルするべきか否かという差し迫った現実的な決断との葛藤などで、娘を失うことに付随する諸々によるストレスは、彼らの想像を超えるものになっていました。エミリオは寝室にオフィスを移し、アデリーナが寝ている間もそこで仕事をしていました。

ある朝、私がアパートの駐車場から歩いてくると、玄関の前でタバコを吸っているエミリオに会いました。彼は私に気付くと、「やあ、見られちゃったな」と照れ笑いしながら言いました。「もう随分長いことやめてたんだけどね、今だけさ。これでも少しは気持ちを落ち着かせてくれるからね」

私は、「それでいいんです。たとえ百害あっても一利あるなら、今はその一利に縋《すが》る時なんです」と言うと、エミリオは「そうか。ナースが言うんだから、従うしかないね」と言って笑いました。それから彼は、ぼそりと言ったのです。

「彼女（エレーナ）の前では言えないけど、最近思うんだ。突然の事故で娘を失うほうが、よっぽど楽じゃないかってね。こんな風にまるで蛇の生殺しみたいに苦しむんだったら、その子にとっても、あっという間に逝けたほうがいいんじゃないかってさ」

私は一瞬迷いましたが、思い切ってこう言いました。

「そうかもしれない。でも、自分の子どもを亡くすのに、楽な道なんてないと思います」

エミリオはじっと私の目を見てから、フッといつもの笑顔になると、「そうだね、君の言う通りだよ」と言い、もう一度深くタバコを吸うと、持っていた空き缶に吸殻を入れてから、「さ、中に入ろうか」と言ってドアを開けました。

●アデリーナの笑い声

アデリーナは、毎朝お風呂に入るのが日課でした。

エレーナがお湯の準備をする間、アデリーナは進行方向を向いたまま、エミリオの足の甲に自分の足を乗せて立ち、彼に両腕を支えてもらって、ペンギンのように一歩ずつバスルームまで歩くのでした。

その朝は、彼女の皮膚の状態を見てもらいたいから、と私の訪問時にお風呂に入ることにしていました。いつものように、イッチニ、イッチニ、とパパの竹馬に乗ってバスルームに着くと、アデリーナは待っていたエレーナに抱きかかえられるようにして立ちました。

そして、赤くなり始めた臀部《でんぶ》をチェックしようと私が覗き込んだその時、アデリーナが「プウッ！」とおならをしたのです。

私とエミリオ、そしてエレーナが同時に「アデリーナ!!」と叫ぶと、アデリーナは声をたてて笑ったのです。身体を揺すって、本当におかしそうに笑いました。

それは、私が初めて聞いた、アデリーナの笑い声でした。透き通った、ガラスの鈴を鳴らすような、どこまでも響いていきそうな、そんな笑い声でした。

私たちも笑いながら、「おかしくないわ、アデリーナ！（私）」「いやいや、今日はNobukoのラッキーデーだな（エミリオ）」「もう、アデリーナったら（エレーナ）」と口々に言い合い、それを聞いてアデリーナはますます笑い、しばしの間、エレーナとエミリオも目尻に涙をにじませながら、笑い続けていました。

4人ファミリー

アデリーナは、カーテンを閉めた部屋で眠っている時間が増え、頓用のモルヒネを使う頻度は少なくなっていきました。頭痛は起こらず、食欲はすっかり影をひそめ、穏やかな日が続きました。

私の毎日の訪問は、主にエレーナとエミリオ、おばあちゃんと話をし、ビビアンと折り紙をして遊ぶことで、アデリーナのアセスメントはいつも必要最小限にしていました。小康状態が続いていた時は、もしかしたら誤診だったのではと、疑問と微かな希望を抱き始めていたエミリオも、この頃には、残念ながらそうではないことを受け入れていました。

ビビアンは折り紙のパピーとてんとう虫がお気に入りで、何度も折ってくれとせがまれました。そして、それぞれが4つずつになった時、ビビアンはそれらを並べてエミリオとエレーナを呼びました。

「ほら見て、ファミリーよ！　これがママ、これがパパ、これがアデリーナ、それからこれがビビアン」

エレーナもエミリオもニコニコと笑って、「ほんとだ、ファミリーだ」と言いながら、ビビアンを抱きしめました。ビビアンはただ無邪気に、両親を喜ばせたことが嬉しくて仕方ない、というようにはしゃいでいました。

3歳のビビアンが、自分にお姉ちゃんがいたという事実を実感として記憶することは、おそらくないでしょう。私は三人を見ながらぼんやりと、「エレーナはきっと、この折り紙の四人家族を取っておくだろうな」と思いました。同時に、家族が減る、子どもがいなくなる、という喪失感の深さや重さは、自分には計り知れないものなのだと痛感していました。

●さいごの1週間

次第に、ビビアンがアデリーナのベッドを訪れることもなくなっていきました。私とソーシャルワーカーのキンバリーは、3歳児が重病の家族に会おうとしなくなるのは、ごく自然なことで、一種の自己防衛機能であることを話しました。

エレーナたちはよく理解し、自分たちの気持ちや期待を、小さなビビアンに押し付けるようなことは決して言いませんでした。アデリーナの呼吸が少しずつ不規則になり、眠っている間に時々数十秒ほどハッハッと素早く吐き出すような呼吸が見られるようになりました。エレーナは、初めてそれに気づいた時、不安のあまり動画に撮って私の携帯電話に送ってきました。私はすぐに、それが自然なプロセスの一部であり、アデリーナが苦しそうでない限り、心配しなくて良いこと、一生懸命呼吸をするようであれば、液体のモルヒネを舌下するように返事をしました。

来週にはキャロルが戻ってくるという、それが木曜日のことでした。

金曜日、アデリーナは薬をのむのを嫌がりました。

モルヒネとロラゼパム以外の薬は中止してもかまわないと言うと、エレーナもエミリオもその意味を理解したように、頷きました。私は腫瘍医にアデリーナの状態と、症状緩和以外の薬はすべて中止した旨を伝えました。腫瘍医は、「私にできることがあったら、いつでも連絡してちょうだい」と言い、両親にも同じことを言ってくれました。

土曜日の朝、アデリーナはエレーナに「卵が食べたい」と頼みました。エレーナの作ったふわふわのスクランブルエッグをひと口食べたアデリーナは、「おいしい」と言ってもうひと口食べ、それからエレーナに手を伸ばしました。エレーナはスプーンを置き、アデリーナとハグをしました。それが、アデリーナが口にした、最後の食事でした。

日曜日、アデリーナは昏睡状態に入りました。エレーナとエミリオは、交替でアデリーナの傍につきました。しかし、一方が付いている間も、結局ほとんど眠ることはありませんでした。彼らからいつ連絡が来てもいいよう、私も携帯電話を離さず、夜は居間のソファーで寝ていました。イタリアから戻ってきたキャロルには、アデリーナが重篤な状態であることを伝え、月曜日は一緒に訪問することにしました。キャロルは驚かず、逆に自分のことを待ってくれたのだと思いたい、と落ち着いて言いました。

月曜の朝、キャロルとキンバリーと私の三人が寝室に入ると、アデリーナはしばらく使っていた電動ベッドではなく、以前のように両親の大きなベッドに横になっていました。呼吸は浅く、心拍数は速く、全身で闘っているのが一目でわかりました。すぐに腫瘍医に電話をして、モルヒネの量と使える頻度を増やしました。

不安そうなエレーナに、モルヒネは呼吸を楽にしてリラックスさせることはあっても、死を早めることはないと説明すると、エミリオが、「君たちの判断に任せるよ。とにかく、アデリーナが苦しくなければ、それでいいんだ」と言い、エレーナも頷きました。

二人とも、アデリーナといられる時間があとわずかであること、大きな哀しみと、たくさんの小さな喜びに満ちたこの旅が終わりに近づいていることを悟っていました。

私はこれから見られるかもしれない様々な症状を説明し、何かあったらいつでも私かキャロルに連絡するように言いました。エレーナは、「わかってるわ、あなたも知ってるでしょ、私が言われなくてもそうするってこと」と言って、少し笑いました。

エレーナは何度かメールでアデリーナの様子を知らせてきました。夜になると、口や鼻から泡が出てきたと言い、吸引機が必要じゃないのかと訊いてきました。私は、それが自然なプロセスの一つであること、吸引機は必要なく、分泌液を減らす液体の薬を数滴舌下すること、そして、こまめに口や鼻を拭いてあげるように答えました。私が彼女のメールに答えるたび、エレーナはいつも律儀に『ありがとう』と返信してきました。

火曜日、キャロルと私は再び一緒に訪問しました。キャロルにとっては、死のプロセスの最終段階を実際に見る初めてのケースであり、小児ホスピスナースとしてはとても大切な機会でした。アデリーナは、まるでそのためにキャロルの帰国を待っていたかのように、典型的な症状を一つひとつ見せてくれたのです。

呼吸が浅く、チェーンストークスと言われる、無呼吸と速い呼吸を繰り返す状態になり、断続的な発熱に加え、手足は冷たく、チアノーゼが見られるようになりました。

アデリーナの胸にはエレーナのロザリオが置かれていました。エミリオは神を信じてはいませんでしたが、それがエレーナにとってとても重要なことであることを認め、理解していました。キャロルはそのことにいち早く気づき、エミリオに敬意を払っていました。クリスチャンであるキャロルには、それがとても意味深いことであるとわかっていたのです。

その晩遅く、エレーナからこんなメールが来ました。

『アデリーナはとても静かに眠っているわ。あの子ったら、どんどん綺麗になっていくの』

私はこう返信しました。

『それがあなたたちのお嬢さんよ』

エレーナからはいつものように返事がきました。

『そうね、どうもありがとう』

エミリオから電話があったのは、それから数時間後の午前2時半頃でした。

私はエミリオにこれから行くと言ってから、キャロルに電話をしました。キャロルは一緒に死亡時訪問をしたいので、必ず連絡してほしいと言っていたのです。私は15分後にピックアップするから、と言って大急ぎで着替えました。真夜中の高速道路を走りながら、キャロルは死亡時訪問ですることを確認しようとしましたが、緊張しているのか、何度も同じ質問を繰り返しました。私はキャロルにこう言いました。

「心配しなくて大丈夫。私がサポートするから。それよりも、あなたは大丈夫？」

キャロルは少し間をおいてから、「実はね、自分でも意外だけど、ショックはなかったわ。平気、とは言えないけれど、思ったより落ち着いてるの。なんだろう、悲しいけど、悔いはないっていう感じかしら」と言いました。

私は誰もいない道路を見つめながら、キャロルに言いました。

「あなたもすっかりホスピスナースになったね」

天使が残してくれたもの

アパートに着くと、おばあちゃんがドアを開けてくれました。私たちはそれぞれハグをして、お悔やみを言いました。おばあちゃんは涙を拭きながら、「すべて終わったわ。あの子は天国に行ったわ。もう、苦しまなくていいのよ」と言い、私たちを二階に促しました。寝室に入ると、エレーナとエミリオに挟まれ、アデリーナが静かに横たわっていました。

エレーナが言った通り、アデリーナはとても綺麗でした。思わず「天使だわ」と口にしたその瞬間、ああ、終わったんだ、という思いが、透明な水に一滴インクを垂らしたように、一気に胸に広がり、二人が立ち上がるまで、そのまま動けませんでした。

エミリオとエレーナはとても落ち着いていました。真っ赤な目をして、時々頬を拭いながら、それでも二人とも精一杯の微笑を作って、私たちに一人ひとりハグをしました。二人とも、何度も「ありがとう、本当にありがとう」と言いました。私たちはアデリーナの死を確認してお悔やみを言い、エミリオと一緒に階下に降りました。エレーナは一人でアデリーナの傍に残りました。

死亡診断書に死亡確認時刻を記入し、確認者としてのサインと看護師免許番号を記載してから腫瘍医に電話で死亡確認の連絡をしました。葬儀社にはエミリオが電話をしました。薬を処分し、葬儀屋さんを待っている間、エミリオはこんなことを言いました。

「今でもまだ、悪い夢を見ているようだよ。でも、本当に終わったんだね。認めたくはないけど、でも、やれることはすべてやったと思うよ。後悔はない。僕は、仕事ばかりの父親じゃなかったし、彼女の学校に迎えにも行ったし、先生たちともよく話した。行事だって参加したし、家でも父親としてできることはなんでもしたよ。旅行だってしたしね。アデリーナは僕を信じていたし、パパは何でもできると思っていたんだ。だからこそ、彼女は僕にしてほしいことがあったんだと思う。口には出さなかったけどね、僕に救ってもらいたかったんだ。でも、僕にはできなかった。アデリーナを助けられなかったんだ」

彼は後ろを向くと、声を殺して泣きました。キャロルが必死になって言いました。

「エミリオ、あなたはできる限りのことはすべてやったわ。アデリーナのために、何もかも投げ出して、この3か月間、彼女のためだけに生きてたじゃない。あんなこと、誰にでもできることじゃないわ。あなたは本当によくやったのよ」

エミリオは向こうを向いたまま、うん、うん、と頷きました。おばあちゃんはキッチンでコーヒーを入れながら、そんな息子を切ない目で見つめていました。


玄関のベルが鳴り、葬儀屋さんが入ってきました。キャロルと私はもう一度寝室に上がり、エレーナとアデリーナに最後のお別れをしました。

私はアデリーナのおでこにキスをし、それからエレーナにハグをして、言いました。

「あなたは素晴らしいお母さんだわ。アデリーナは本当にラッキーだったと思う。きっと、彼女もそう思ってたと思うわ」

エレーナは泣き笑いの顔で、「どうもありがとう。アデリーナはね、私の自慢の娘よ。心から誇りに思うわ」と言い、それから「あなた方とキンバリーには、感謝しても仕切れないわ。本当にどうもありがとう」と言いました。

私たちはもう一度おばあちゃんとエミリオにハグをして、お別れをしました。私は、エミリオに「あなたはアデリーナにとってはヒーローだったと思うわ。きっと、彼女はわかってた。自分のパパは世界一だって」と言いました。

エミリオはいつもの笑顔になると、「ありがとう。僕らはラッキーだったよ。君たちが彼女のホスピスナースでね」と言い、それから、できるだけ早くここを引き払い、しばらく三人でヨーロッパを旅行してから、ペルーに帰ると言いました。そして、アデリーナの名前で何かチャリティーを立ち上げるつもりだから、その時は知らせるよ、と言いました。私たちは、「待ってます」と言って、3か月間、ほぼ毎日通い続けたアパートを後にしました。


それからひと月半ほどたって、エミリオからメールが届きました。

リマに戻り、みんな元気にしている、とのことでした。そして、『アデリーナ・アート』という、がんの子ども達に、アートを通して楽しく、創造的で、そして愛情に溢れた時間を提供するチャリティー団体を立ち上げたと知らせてくれました。お絵かきやクラフトが大好きだったアデリーナを記念するのに、それ以上のものはないでしょう。代表者はエレーナでした。

早速フェイスブックを見てみると、目に飛び込んできたのは、折り紙のパピーや蝶ちょ、折鶴などを並べた写真でした。それは、私が作ったものではありませんでしたが、一瞬にして、アデリーナのために、今日は何を折ろうか、と思案した日々が蘇ってきました。

エレーナとエミリオにとっては、忘れてしまいたい、けれど決して忘れられないフィラデルフィアでの4か月の中で、箱いっぱいになった折り紙たちは、もしかしたら、いつの日か懐かしい思い出になってくれるのかもしれない。そう思ったら、いつか、ペルーを訪ねてみたい、大きくなったビビアンに会ってみたい、アデリーナが大好きだったリマの海を見てみたい、そして、エレーナやエミリオたちと一緒に、ペルー産のワインを飲みながら笑い合いたい、そんな気持ちが押し寄せてきたのです。

そんな日が来るまで、アデリーナは、ペルーの山に咲く静かだけれど色鮮やかな花のように、私の心の中に咲き続けるような、そんな気がするのです。

コラム

ホスピスナースの役割～小児のケース

小児のケースの場合、子どもの年齢や疾患にもよりますが、たいてい親、特に主な介護者である母親に対するサポートが、ホスピスナースの大きな役割になります。

初めての子どもが先天性の疾患で、出生後、退院時から即ホスピス、というお母さんもいれば、2番目あるいは3番目の子どもで、生まれた時は健康だったのに、ある年齢で発症、発症してから1年以上闘病し、子どもの状態やケアについては誰よりもよくわかっている、というお母さんもいます。

そして、それぞれ状況は違っていても、どのお母さんにも共通したオーラのようなものがあり、それは、はるか昔、私が看護学生だった頃、小児科実習で出会ったお母さんたちに感じたものと似ていました。しかし、あの頃は自分自身がまだ、半分子どものようなものであり、明るく元気で、絶対に希望を捨てない強さを持ったお母さんたちに、ひたすら圧倒され、感嘆するばかりでした。そして、そのずっと奥にある深い悲しみには、自分の持つ想像力の限りを尽くしても、近づくことさえできていなかったのです。ただ、いくら未熟な私でも、彼女たちの痛みは、自分にはわからないのだ、ということはわかっていました。

私が看護師として病院に勤務していた時、黒枠の葉書きを受け取ったことがありました。それは、学生の時の小児科実習で受け持った、当時9歳だった美和子ちゃん（仮）という子のご両親からでした。

美和子ちゃんは、急性骨髄性白血病で、寛解（症状がなく安定した状態）と再発を何年も繰り返していました。私が実習で会った時も、何度目かの再発で、化学療法を受けていたのです。わずか2週間の実習でしたが、その間に私と美和子ちゃんはとても仲良くなりました。一緒に絵を描いたり、折り紙を折ったり、好きな歌手の話をしたりしました。そして、実習が終わったあとも、しばらく文通していたのです。

しかし、その年は、美和子ちゃんからの年賀状が届かず、どうしたのかな、と思ってはいましたが、その春は、神経内科に移動があり、気持ちに余裕がないまま、慌しい日々を送っていました。ですから、初夏に届いた美和子ちゃんのお母さんからの葉書きを見て、愕然《がくぜん》としたのです。翌日、腫れた目をして出勤した私は、ありがたいことに集中ケアを行う病室の担当になりました。その日は一日中、その病室に詰め、気管切開をして呼吸器を着けたばかりの、ＡＬＳ（筋萎縮性側索硬化症）の患者さんのケアに集中することで、美和子ちゃんのことを思い出さずにいられると思ったのです。

私は滅多に泣かないほうで、特に人前で泣くことはまずなかったのですが、その日の涙腺《るいせん》は、まさに緩んだ蛇口のようで、勤務交替時には、申し送りをした準夜勤のナースに心配されるほどひどい顔になっていました。

しかし、本当は、私のことを、〝お姉さん〟と呼んで慕《した》ってくれた女の子が、たった12歳で亡くなったことが自分に与えたショックの大きさに、私自身が驚いていたのです。

事故であれ、病気であれ、戦争であれ、〝子どもが死ぬ〟というのは、親にとって一体どれほどの苦しみなのか。小児ホスピスの子どもたちのお母さん、お父さんたちは、刻一刻と近づいてくる〝その時〟が、いつか現実となるのを知りながら、日々の生活を営んでいかなければなりません。ですから、その貴重な一瞬一瞬を無駄にするわけにはいかないのです。

小児のケースの訪問を終えると、いつも心に浮かぶのは、新美南吉の『でんでんむしのかなしみ』という話のカタツムリたちです。

主人公のカタツムリは、ある時、自分の背中の殻の中が、悲しみでいっぱいであることに気づき、これではもう生きていけない、と思います。ところが、友達のカタツムリたちにその話をすると、皆の殻の中も、悲しみでいっぱいであることを知り、自分もこの悲しみを背負って生きていくしかないのだ、と悟るのです。

人それぞれ、背負っている殻の大きさや重さは違います。明るく元気な、ホスピスの子どもたちのお母さんは、殻からあふれてしまいそうな悲しみを背負いながら、それを嘆き悲しむのではなく、一緒に生きて行くしかないのだということを、痛いほど知っているのです。

そして、私たちには、その悲しみを減らすことも、代わりに背負ってあげることもできません。ただ、一緒に歩くことはできます。その道は、長かったり短かったり、スムーズだったりデコボコだったり、いろいろですが、せめて一緒に歩いている間は、殻が重くて倒れそうになったら支えてあげられるように、いつも横にいることが、唯一ホスピスナースとしてできることなのではないか、と思うのです。

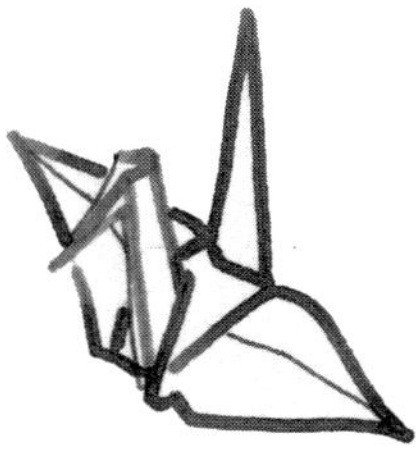

らしく生きる

——仕事に対する誇りを伝えてくれたいのち

ポリーさん

「私はね、ホスピスナースから、反対のこちら側に来たでしょ。それでね、ものすごくよくわかったの。私たちの仕事が、どんなに特別で素晴らしいものなのかって。私がしていたこと、あなたが今していること、ホスピスナースって、本当にremarkable（卓越した、驚くべき）な仕事なんだわ」

●元ホスピスナースを受けもって

ポリーさんは、60歳のナースで、10年前に乳がんを発症してから、手術や化学療法、放射線療法などの治療を受けてきましたが、リンパ節や骨、そしてついに肝臓と脳にも転移がみられ、ホスピスを選ぶことにしました。

彼女はご主人と、赤ちゃんの時に中国からアダプト（養子縁組）した16歳の娘さんと暮らしており、私の担当地域ではなかったのですが、訳あって、私が受け持つことになったのです。

というのも、彼女は元ホスピスナースで、当時の上司のバーバラの昔の同僚だったのです。それもただの同僚ではなく、10年来の親友でした。バーバラは何日か前に電話で、〝最終的にはホスピス病棟に来る予定だけど、在宅の間、あなたに受け持ってもらえないか〟と訊いてきたのです。私は理由はあまり深く考えないようにして、承諾しました。

初回訪問では、バーバラも同席し、若干やりにくさはありましたが、普段通り、他の患者さんたちと同じように話をし、アセスメントを行いました。

問題は彼女の保険で（メディケアは65歳以上対象）、皮肉なことにホスピスケアのカバーには上限があり、彼女の場合、メディケアのカバーに換算すると10日程度にしかならず、結局その時点ではパリアティブケアで訪問看護を受け、状態が変わったらホスピスに切り替え、最後はホスピス病棟で、ということにしたのです。

　ポリーさんは治療のために全身の毛が抜けて、腹水で腹部全体が膨らみ、両脚も浮腫のために、つま先から付け根までパンパンになっていました。それでも彼女はとても明るく、よくしゃべり、よく笑い、自分の状況やこれからのことをオブラートにくるまずに、はっきりと口にしました。背の高いご主人も明るく楽しい人で、ポリーさんとの会話はまるで、息の合った夫婦漫才を聞いているようでした。

　二人は陸軍にいた時に出会い（ポリーさんはアーミーナースの経験もありました）、12年ほど前に結婚しました。その時ポリーさんはすでに娘さんを養女にしており、長女であるポリーさんの希望で、ご主人は彼女の姓を名乗ることにしたそうです。

　彼女の苗字は間にハイフンが入る、長くて珍しいものでしたが、彼は「そんなこと、僕はぜんぜん気にならなかったよ」と、ポリーさんを見ました。

　ポリーさんは笑って、「当たり前でしょ、私と結婚できるなら、どんなことだってしたのよねー」と言いました。彼は、「そうそう、この人、えらいゴージャスだったんだよ」とウィンクすると、彼女の形の良いつるつるの頭をなでながら、「今もゴージャスだけどね」と付け足して、そこにキスしました。

初回訪問では、主に疼痛《とうつう》の管理、その時点での痛み止めの量やどれだけ服用して、どれだけ効果があるのかを確認し、いくつか変更の助言と、また、今後のことを考え、今のうちに留置式の腹腔穿刺《ふくくうせんし》（腹腔に管を入れて溜まった水を排出する）のチューブを入れることを提案しました。

彼女は一週間ほど前に病院で腹腔穿刺をして、3ℓ近くの腹水を抜いていましたが、すでにかなり溜まってきていました。自宅で頻回に排液することで腹部の膨張による圧迫や不快感、息切れ、行動範囲の制限などを緩和できるそのシステムは、彼女の場合パリアティブ目的での適応が認められると思ったのです。

彼女はその提案に賛成し、私は彼女の腫瘍医に電話をして、長時間作用型の痛み止めの処方と、Pleurx（プルーラックス留置式排水キット：胸腔あるいは腹腔に閉鎖式のチューブを留置し、在宅で貯留液を排出するシステム）を入れることを提案しました。

腫瘍医はポリーさんがホスピスの承諾書にサインしなかったことに驚いていましたが、保険の事情を話すと納得し、とにかく彼女が少しでも快適になるためなら何でもしましょう、と合意してくれました。そしてその週末、彼女は入院し、プルーラックスを入れると2日ほど様子を見た後、再び自宅に戻ってきました。

●「あなたは私の救世主」

退院後、訪問再開はたまたま私のオフの日だったため、同僚が訪問してくれたのですが、プルーラックスから排液した際、ほんの少ししか流れず、しかもひどい痛みを伴ったため、その2日後に私が訪問した時はかなりナーバスになっていました。

彼女は「今日トライしてもし排液できなかったら、病院でチェックしてもらうわ」と言い、短くお祈りをしました。

前回のナースがキッチンテーブルで、椅子に座った姿勢で排液したと聞き、「じゃあ、今日は試しに横になってやってみましょうか」と提案すると、ポリーさんは、「そういう手もあったのね。良い考えだわ。そうね、そうしてみましょう」と賛成しました。私が、「できるだけゆっくり流すけど、痛みがあったらすぐに言って下さいね」と言うと、ポリーさんは、「わかったわ、ゆっくりね」と念を押してから目をつむると、お祈りを続けました。

私は留置されているチューブの先を引圧の排液ボトルに接続すると、彼女の反応を見ながら、普通の何倍もの時間を掛けて排液しました。

しばらくすると、ポリーさんは目をつぶったまま、「流れてる？」と訊いてきました。

「いい感じに流れてますよー」と言うと、「ホントに？」と目を開け、ボトルに溜まり始めた透明で黄色い水を見ると、「本当だわ！　あーよかった！　神よ、心から感謝します！」と言ってから、私に向かって何度も「ありがとう」と言いました。

３００ccほど流れたところで、ポリーさんは痛みを感じ始め、その日はそこで終了しましたが、それでもかなり腹部の圧迫感は減り、ポリーさんは心からホッとしたように「これで病院に行かなくてもすんだわ。本当に良かった。これからはこの姿勢でやりましょう」と言うと、「あー、あなたは私の救世主だわ！」と、私をギュウッとハグしました。

ちょうどそこへ、出かけていたご主人が戻って来て、「お、抱き合っちゃって、良いことあったの？」と訊かれ、ポリーさんは嬉しそうに「そうなのよー、３００ccも流したのよ！あー楽になったワー」と報告すると、「ヒュー！　そりゃ良かった、おめでとう！」と言うご主人と一緒にハッピーダンスを踊りました。

長時間作用型の鎮痛薬を服用し始めてから、ポリーさんの痛みはだいぶコントロールされ、短時間作用型の鎮痛剤は、１日に二度使うか使わないか程度になっていました。脚の浮腫は相変わらずでしたが、利尿剤を少し増やし、弾性バンデージを巻き、できるだけ両脚を高く上げることで多少は軽減できていました。プルーラックスは２～３日ごとに排液するのがちょうど良い感じでしたが、ご主人は、必要時に自分ができるように、自ら手順を覚えたいと申し出てくれたのです。

プルーラックスの手順はそんなに複雑ではないのですが、清潔操作なことと、チューブが体内につながっているということで、家族によっては〝無理無理〟と怖がって覚えたがらない人も多いのです。ところが、ポリーさんのご主人はおろか、16歳のリーナちゃんまでもが、いざという時のためにそのやり方を学ぼうとしたのには、心底感心しました。

リーナちゃんはその人生の三分の二を、お母さんの闘病生活と共に過ごしており、ポリーさんも自分の予後と、余命について、彼女に包み隠さずに話していました。ですから、リーナちゃんは、お母さんがもうすぐいなくなることを、現実として受け止めていたのです。

ポリーさんは、「あの子ったら、夫に〝ママが死んだら、いつか再婚するの？〟なんて訊くのよ。彼は、〝どうかな？　今はそんなこと考えられないけどね〟って答えてたけど、私はね、気にしないからっていつも言ってるの。二人がね、前に進んでくれるなら、そのほうがずっと良いわ」と、さばさばと言い、10年の闘病の末の達観なのか、ホスピスナースとしてのプライドなのか、その毅然《きぜん》とした姿勢に、私はいつも圧倒されていました。

ご主人にプルーラックスの手順を教える作業は、なかなか楽しく、ポリーさんは大汗をかきながら奮闘するご主人をからかったり、ナース目線でダメ出ししたりしながらも、あえて自分でやろうとする彼を信頼していました。

そして、お互いに慣れてくると、600ccの吸引瓶一杯まで排液できるようになり、「僕、ナースになろうかなあ」と言うご主人に、ポリーさんと私が半分本気で「なれるなれる！」と返すと、彼は犬がしっぽを振るようにして喜んでみせるのでした。

●remarkable（卓越した、驚くべき）な仕事

その日はご主人が出かけており、私がプルーラックスの排液をした後、ポリーさんはベッドの端に座り、私はその横の椅子に座って、週末にフィラデルフィアに来るローマ法王の話などをしていました。相方のご主人がいなかったせいか、ポリーさんはいつもよりゆっくりとしゃべり、ふと、こんなことを言ったのです。

「みんなね、〝あなたは恵まれてる〟って、〝神のご加護を受けてる〟って言うのよ。確かにね、この10年間いろいろありながらもよくやってきたし、夫や娘、そのほかの家族や友達に支えられてここまで来たわ。私自身、いつも前向きだったし、私の信仰が支えてくれてきた。でもね、それでも、自分が恵まれている、神のご加護を受けているとは思えない

時があるの。そんなこと言ったらバチが当たるかもしれないけど、それでもやっぱり、もうすぐ死ぬ私の、どこが恵まれてるの？　って思ったりしちゃうのよ。娘が高校を卒業するのも、どんな大学にいって、どんな人と付き合うのかも見られないのに。あの子がどんな風に成長していくのか、もっともっと見ていたいのに……」

震える声で、ポリーさんは続けました。

「夫も本当によくしてくれるの。いつも明るくて、私を笑わそうとしてくれる。わかるでしょ？　気を遣って、支えてくれる。それなのに、時々〝ほっといて〟なんて言っちゃったりするの。彼は気にしない素振りでいるけど、傷つけてるのはわかってるの。あんなに良い人はいないのに……。こんな自分が神のご加護を受けているとは思えないのよ……」

ポリーさんは涙を拭いて鼻をかみ、「ごめんね、変なこと言って」と微笑みました。

私は、彼女の手の上に自分の手を重ね、こう言いました。

「他の人にどう見えていても、ポリーさんの気持ちはあなただけのものです。きっと、みんながそう思うのは、あなたが毅然として生きてきたからだと思います。でも、誰だって弱いところはあるし、自分や他人の理想通りでいられるなんて、本当に難しいし、そうである必要はないと私は思います。それでも、ポリーさんの心のどこかに、そうありたい、みんなにそういう自分を憶えていてほしいっていう気持ちもあるのかもしれないですね。毅然とした、ポリーさんらしいあなたのことを。そしてきっと、あなたを知っている人たちの心には、そんなポリーさんがいつまでも残っていくんだと思います」

ポリーさんはもう一つの手を私の手の上に重ねると、「どうもありがとう」と言ってから、こう言いました。

「私はね、ホスピスナースから、反対のこちら側に来たでしょ。それでね、ものすごくよくわかったの。私たちの仕事が、どんなに特別で素晴らしいものなのかって。私がしていたこと、あなたが今していること、ホスピスナースって、本当にremarkable（卓越した、驚くべき）な仕事なんだわ。私たちは、誇りを持ってこの仕事をしていいのよ」

その言葉を聞いて、私はまさに〝胸が熱くなる〟のを感じました。ナースと患者、という立場で出会い、知り合ってからほんのわずかではありましたが、ホスピスナースという同志として、心が触れ合った気がしたのです。

私は、「ポリーさんの言葉、ずっと胸にしまっておきます。なんか、私のほうが元気をもらっちゃいました。どうもありがとうございました」とお礼を言いました。玄関先まで送ってくれたポリーさんは、「こちらこそ」と言い、お互いにぎゅっとハグしました。それが、金曜日のことでした。

●不穏状態

ローマ法王の訪問で大騒ぎの日曜日の朝、その日仕事だった私はラップトップをサーバーにつなげると、前夜の夜勤のナースから、ポリーさんの急変の報告が入っていました。ポリーさんが不穏状態になって、ご主人から電話があり、ロラゼパムを投与するよう指導した、ということでした。

ご主人に電話をすると、すぐに出て「ああ、Nobuko《ノブコ》、電話をありがとう。夕べもバーバラが来てくれて、ポリーが落ち着くまでいてくれたんだけど、彼女が帰ってすぐ後、僕がキッチンにいた時にドシンって音がしたから、あわてて見に行ったら、ポリーがトイレで倒れてたんだよ。シンクの角に右目をぶつけたみたいで、血だらけでさ、トイレにも間に合わなくて、ああ参ったよ。何とか彼女を抱え上げてベッドまで戻ったんだけどね。その後もう一錠ロラゼパムをあげて、今もまだ眠ってるよ」と、いつもより低めのトーンで言いました。

私は、ご主人に訪問することを伝え、オフィスに電話をしてスケジュールの変更を連絡しました。その日はすでに二件のアドミッション(初回訪問)と一件の再訪問の予定が入っており、ポリーさんを訪問できたのは午後になってからでした。

家に着くと、ご主人とリーナちゃん、古い友人のジアナさんが待っていました。ご主人はとても落ち着いていて、「あれから一度も目を覚まさないんだよ」と言いました。ポリーさんはカーテンを閉めた寝室で、口を開け、低い寝息を立てて眠っていました。右目の上が青黒く腫《は》れていましたが、傷はすでに閉じていました。

●ホスピスケアに切り替え

私は彼女に声を掛けてから、アセスメントを始めました。そして、アセスメントをしながら話しかけているうちに、ポリーさんはうっすらと目を開けました。私が、痛みはないか尋ねると、ポリーさんは首を横に振りました。

ご主人が「ハーイ、ハニー。やっとお目覚めかい？　眠れる森の美女さん」と話しかけると、彼女は何か言おうとしましたが、どうしても言葉が出てきませんでした。

私が、「ポリーさんが苦しくないように、しっかりコントロールするから、安心して下さいね」と言うと、ポリーさんは頷き、ご主人が「そうだよ、僕がナースだからね、ばっちりだろ？　君の願い通りだろ？」と言うと、彼女は顔中で微笑みました。それからまた、ポリーさんは眠りに落ち、私はご主人とリーナちゃんに、褥瘡（床ずれ）防止のために身体の向きを変える方法や、使い捨てオムツのつけ方、換え方などを教えました。

それからキッチンに行き、ポリーさんの状態、これからのこと、そして、ホスピスケアに切り替える時が来たことを説明しました。

ご主人は、「僕もそう思うよ。バーバラはホスピス病棟で、って言ってたけど、もしも短い時間だとしたら、家で看取ることはできないのかな?」と言いました。

私が、「もちろんできますよ。それは、あなたとリーナちゃん次第です。ポリーさんが最後はホスピス病棟で、と言っていたのは、あなた方がこの家に住み続け、この部屋を見るたびに〝ああ、ここで妻が、ママが死んだんだ〟と心のどこかで思ってしまうだろうということを心配していたからなんです。それはやっぱり、お二人にはつらいんじゃないかって」と、以前ポリーさんが話していたことを伝えると、ご主人は「僕は平気だよ。もし、あと数日だったとしたら、ここで看取れると思う。リーナはどうだ? お前はどう思う?」と言いました。

すると、リーナちゃんもはっきりと言いました。

「私は大丈夫。パパが大変じゃないなら、家で看られるよ」

私は、「そうですね、ホスピス病棟は家族も泊まれるけど、ここからだと結構遠いし、おうちだったらリーナちゃんも毎日会えるしね。学校でのこととか、お母さん、聞きたいと思うよ。お母さんは返事はできないかもしれないけど、ちゃんと聞こえているからね。いっぱい話してあげてね。きっと、とっても喜ぶよ」と言うと、それまで、いつも淡々としていたリーナちゃんの目が、みるみる涙でいっぱいになり、ぽとぽと落ちる滴をぬぐいもせず、彼女はうんうん、と頷きました。

ジアナさんがそっと彼女の肩を抱くと、その二人をご主人が包むようにハグしました。しばらくの間、キッチンは無言のまま、涙のこぼれる音だけを吸い込んでいました。


ご主人は、ポリーさんのお母さんと、カリフォルニアに住んでいる妹さんが翌日来るので、二人が来てからホスピスに切り替えたい、とリクエストしました。

私は、その晩にポリーさんが亡くなるとは思いませんでしたが、万が一を考え、受け持ちの腫瘍医に電話をし、ポリーさんの状態と、万が一ホスピスの承諾書にサインする前に亡くなった場合、医師が死亡診断書にサインしてくれるかどうかを確認しました。

ホスピスの患者さんの場合は、自宅で亡くなることを前提として主治医が指示書にサインしているので問題ないのですが、パリアティブケアの場合、医師が「死亡を確認しないと診断書にはサインできない」と拒否することもあり、救急車を呼んでもすでに死亡している人は病院に搬送しないので、そうなると検視官を呼ぶなど、面倒くさいことになるのです。

その日は日曜日だったので、主治医ではなく、当直の医師でしたが、彼はポリーさんの情況をよく理解してくれ、「問題ないですよ」と快く承諾してくれました。私はバーバラとその晩のオンコールナースにも連絡し、当直医師の名前と連絡先を伝えました。

翌朝、私はドキドキしながらラップトップをつなげましたが、ポリーさんに関する報告は入っていませんでした。その日は、私は日曜の代休になっていたので、誰がホスピスに切り替えるアドミッションをするのか気になっていたのですが、なんと、バーバラが自ら行うということでした。もちろん彼女は日中の業務があるので、夕方になってしまいましたが、やはり、親友のホスピスのサインアップは自分でしたかったのでしょう。

そして彼女は、意外にも再訪問日を火曜日ではなく、水曜日に予定しました。火曜日は、以前からポリーさんがご主人と一緒に、葬儀社に行く予定が入っていました。二人で、彼女のお葬式の段取りを話し合いに行くはずだったのです。

ですから、予定通りにご主人は一人で葬儀社に行き、彼女の意向通りのプランを決めてきました。何につけても自分の意見を持っていたポリーさんは、自分のお葬式だからこそ、自分の思うようにしたかったのです。

終末期の喘鳴《ぜんめい》

水曜日の朝、ソーシャルワーカーのキンバリーと一緒に訪問すると、ご主人と、ポリーさんのお母さん、ポリーさんの妹さん、それから教会のお友達が迎えてくれました。リーナちゃんは学校に行っていました。電動ベッドに横になったポリーさんは、昏睡状態でしたが、苦しそうな様子は全くなく、口を開けたまま、豪快に眠っている、という感じでした。

しかし、呼吸は浅く、心拍数は上がり、血圧はやっと触れるほどで、指先にチアノーゼも出ていました。いわゆる〝death rattle〟（終末期の喘鳴）と言われる咽喉の奥のガラガラとした音も聞かれ、彼女の時間があとわずかであることは、誰の目にも明らかでした。

私がアセスメントをしている間、キンバリーはリビングルームで、お母さんや妹さんと話をしていました。

アセスメントを終え、私はご主人と薬の確認をしてから、リビングルームへ行き、そこにいた全員に彼女の死が近いことを伝えました。

80歳をとうに超えたポリーさんのお母さんは元ナースで、私の説明を一つひとつ納得しながら聞いていました。発症してから10年間、長かったような、短かったようなその月日を乗り越え、とうとう人生のゴールに向かってラストスパートを切ったポリーさんを目の前にし、本来なら向こうで自分が迎えてあげるべき娘を、先に逝かせなければならない母親の悲しみが、ただただ彼女を覆っていました。

私はご主人にポリーさんが亡くなった時にどうするかを確認してから、もう一度ポリーさんの所に戻りました。ご主人と妹さんも一緒に来ると、ご主人はベッドの反対側に座って彼女の手を取り、妹さんはその横に立ちました。するとご主人が、言いました。

「リーナがね、今朝学校に行く前にポリーに言ったんだよ。〝ママ、金曜日まで待ってね〟って。金曜なら、次の日学校に行く心配がないからね。きっとポリーが言ったんだよ、〝どんなことがあっても学校には行きなさい〟ってね。彼女らしいよ。そしてそれを本気で守ろうとするリーナもね、ポリーそっくりだよ」

妹さんも笑って、「ほんとね、さすが私の姉さんだわ」と、ポリーさんの頭を撫でました。私はそれを聞きながら、金曜日のポリーさんの言葉を思い出していました。そして、最後にこう言いました。

「ポリーさん、たぶん、あなたもそう思っていると思いますが、これでお別れだと思います。ポリーさんに会えて、本当に良かった。私も、あなたみたいに胸を張って、この仕事を続けていきますね。あなたこそ、本当にremarkableな人です。だから、みんな、そんなあなたを、最後までポリーさんらしかったあなたのことを、ずっと忘れないと思います」

ちょうどお母さんとの話を終えたキンバリーと一緒に玄関に向かうと、目を真っ赤にしたご主人が、一生懸命笑いながら、「なんだか変だね、もう会えないのが残念だよ」と大きな手を差し出し、ギュッと握手をしました。そして、「本当にありがとう」と言って、ドアを開けてくれました。

私も、ポリーさんやご主人ともう会えないのが、残念でなりませんでした。

そしてその日の午後5時半に、ポリーさんは家族に見守られて、息を引き取りました。

意志が強く、前向きで、明るくて、少し怖がりで、冗談が好きで、お寿司と味噌スープが好きで、いつも私を玄関まで見送り、〝Domo arigato〟と言ってくれたポリーさん。私が知っているのは彼女のほんの一部分にしか過ぎませんでしたが、あの日、確実に心が触れ合ったあの瞬間を、私は一生忘れないと思います。そして、ありきたりではありますが、やっぱり、彼女はどこかでリーナちゃんとご主人を見ている気がするのです。それが、何より彼女らしいような、そんな気がするのです。

コラム

モルヒネについて

「モルヒネ」という名前を聞いて、パッと頭に浮かぶのは、どんなイメージですか？「麻薬」「中毒」「ガンの痛み止め」「死ぬ間際に使う薬」あるいは「モルヒネを使ったら終わり」といったところでしょうか？

私たちホスピスナースにとって、手ごわい壁にもなるよくある思い込みに、〝モルヒネを使ったら最後〟というのがあります。患者さんや家族でも、〝モルヒネ〟という名前を聞くだけで眉をひそめたり、怖がったり、時には泣き出す人さえいます。

がんの患者さんで、痛み止めにモルヒネを使っていた人は別として、麻薬の中でも特にモルヒネに対するマイナスのイメージは、かなり一般的のようです。モルヒネ＝中毒、幻覚、安楽死、と思い込んでいる人は意外に多く、まずはそのイメージを払拭するのに、けっこう骨を折るのです。

また、患者さんや家族だけでなく、医師の中にもモルヒネを処方するのを躊躇《ちゅうちょ》する人はいます。中には、患者さんがパリアティブケアの間は躊躇しても、ホスピスに切り替えた途端、〝どーぞどーぞ〟とばかり、対応が変わる医師もいるのです。

確かに麻薬は副作用もあるし、毒性や依存性も強い薬ですが、それは他の多くの薬にも言えることで、要するに使い方次第なのです。それをわかってもらうのに、私たちは何度もわかりやすく説明し、紙に書き、それでもモルヒネを使うことを拒否したり、指導した用量を与えられずに患者さんが苦しんでいたりすると、いかに、科学的、医学的な説明が、〝思い込み〟の壁には無力であるかを痛感させられるのです。

もちろん、他の薬を使うことはできますが、緊急時用の薬のパッケージに入っているのは、基本的にモルヒネなのです。

モルヒネのマイナスのイメージは、おそらく万国共通と思われますが、先進国の中でも医療用麻薬使用量が最も多いアメリカでさえ、このような固定観念が定着しており、医療従事者の中でも呼吸抑制や依存を恐れる傾向はまだまだ強いのです。ちなみに2012年の国立がん研究センターの統計によると、一年間に使用された100万人の一日当たり医療用麻薬（モルヒネを含む）の量は、アメリカがトップで、カナダ、オーストリア、ドイツと続き、ずっと下のほうにある日本は、なんとアメリカの18分の1となっています。

モルヒネはホスピスで最もよく使われる秘薬です。鎮痛だけでなく、呼吸困難を軽減したり、咳を抑えたり、という効果もあります。そして、痛みと呼吸困難は、ホスピスの患者さんが最も恐れる症状であり、「苦しみたくない」という言葉には、往々にして、〝この二つを経験しながら死にたくない〟という意味が含まれているのです。それでもモルヒネを使うことに抵抗を感じる人は多く、私たちホスピスナースはその壁を打ち破るために、日々この社会通念とバトルを繰り返しているのです。

なぜモルヒネはこんなに悪名高くなったのでしょうか？　その歴史を遡《さかのぼ》ると、実に紀元前まで戻るらしいのですが、近代のモルヒネになったのは19世紀だそうです。元々は痛み止めのほかに、麻酔薬、そして、アルコールやそのほかの薬物依存症の治療に使われたのですが、わりとすぐにモルヒネ自体に強い依存性があることがわかりました。特にアメリカでは、南北戦争で負傷した兵士たちの痛み止めや麻酔薬として使われ、そのまま依存症になった人が多く、〝Soldiers Disease〟（兵士病）と呼ばれたそうです。その後、より精製されたヘロインが出現するまで、モルヒネは医薬品以外の目的で多く使われたため、麻薬中毒のレッテルがべったりと貼られてしまったのです。

また、第二次世界大戦では、シレットと言われる針付きの小さなチューブに入ったモルヒネが負傷兵の痛み止めに使われ、映画などでもよく負傷兵に「今楽にしてやるからな」などと言ってシレットをぐさりと刺す場面があり、まるで安楽死を思わせるような印象を与えたこともあったのだと思います。

こうした依存性の高さや、過剰投与による呼吸抑制を恐れるあまり、いつの間にかモルヒネを使うのは、依存も呼吸抑制も気にせずにすむ、〝カウントダウン〟の状態になったら、というパターンができてしまったのではないでしょうか。本当なら適切な量を適切なタイミングで使うことで、痛みや呼吸困難を緩和しながら安らかな最期を迎えられたはずなのに。そうする代わり、苦しんだ最後の最後にモルヒネを使い、おかげで呼吸や痛みは楽にはなったものの、同時にすべても終わってしまう、そしてそれがあたかもモルヒネを使ったためだと思われてしまうのです。

別にモルヒネの肩を持つわけではないし、確かに初めて使う人や、喘息や腎、肝機能障害のある人に使う場合などは、特に注意が必要だし、もちろん依存症や呼吸抑制は気をつけなければならないことに違いないのですが、要するに使い方次第であり、両刃の剣ではあるけれど、名刀でもある、ということ。そして、蛇足ですが、私たちホスピスナースがモルヒネを使う際に一番気を遣う副作用は、何を隠そう〝便秘〟なのです。

ありのままで

——最後まで自分らしく。自分たちらしく在ったいのち

イアンさん＆ダグさん
ジェーンさん＆ルーシーさん

今まで受け持った患者さんの中にも、同性愛者の人たちはいましたが、中でも印象に残っているのは70代の男性のペアと、やはり70代の女性のペアで、どちらもとても素敵な、幸せそうなカップルでした。

アメリカではここ数年、ソーシャルジャスティスウォーリアー（Social Justice Warrior: 社会正義戦士）といわれる人たちが増えている気がするのですが、ウォーリアーとまではいかなくても、すべての人に平等な社会であれ、と奮闘する人々は、確実に増えてきています。

特に、女性やLGBTを代表とするジェンダー、人種や宗教などによる差別を許さず、また、移民、不法移民、難民は歓迎するべきで、「私たちは壁ではなく橋を作り、差別のない、愛のあるコミュニティーで生活している」といったようなスローガンが庭先に立てられたりするようになってきたのです。

もちろん、そうした平等（不法移民は？ですが）は多くの人が望むことであると思うのですが、なんとなく殺伐《さつばつ》としたものを感じるのは、私だけなのでしょうか？

「私たちは、誰にもレッテルを貼りません」と主張することで、図らずも〝私たち以外〟の人に「差別する人」というレッテルを貼っていることが、喉に引っかかった小骨のように、私の中ではすっきりしないのです。もちろん、その人たちにそんな意識はなく、正義感と親切心と人助けの善意に満ちた、良い人たちだということもわかってはいるのですが。

ホスピスナースをしていると、自分の人生からはかけ離れた、一生接点を持たなかったであろう、というような人たちに出会うことができます。

事実は小説より奇なり、とは本当によく言ったもので、本人は平凡と思っていた人生にも、振り返ってみればそこには必ずドラマがあり、その人の生きた時代があるのです。

肌の色や信仰や、育った環境や言語、あるいはセクシュアリティーに関わらず、良いことも悪いことも、嬉しいことも悲しいことも、それぞれにあるわけで、幸せな人生かそうでないかは他人が決めることではありません。

今まで受け持った患者さんの中にも、同性愛者の人たちはいましたが、中でも印象に残っているのは70代の男性のペアと、やはり70代の女性のペアで、どちらもとても素敵な、幸せそうなカップルでした。

●イアンさんとダグさん

男性のほうは、末期腎臓病のイアンさんが敗血症で分院に入院し、回復の見込みがなかったため、院内でのホスピスケアを選んだケースでした。その頃はまだ、分院内にホスピス専用ベッドはなく、ホスピス専任スタッフもいなかったので、在宅ホスピスのスタッフが訪問していました。

ところが、そのイアンさんは思いのほか安定し、「急性期症状緩和目的の入所」というメディケアのホスピスケアレベル（全部で4つあります）の基準にはそぐわなくなってきたのです。そこでパートナーのダグさんと話をし、自宅でホスピスケアを継続することにしました。イアンさんは、ダグさんの負担が大きすぎるので、ナーシングホームに行くと主張していましたが、ダグさんは絶対に自宅で看取ると決心していました。ダグさんにしてみれば、最後の時間を誰にも邪魔されず、他人の目を気にすることなく、二人で過ごすことのほうが、介護の負担よりもずっと重要だったのです。

二人は40年以上一緒に暮らしていました。40年前のフィラデルフィアで、ゲイのカップルが一緒に住むことがどういうことだったのか、私には想像もつきませんでしたが、容易ではなかっただろうということはわかりました。

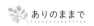

結局イアンさんは自宅に戻ったのですが、ダグさんはイアンさんの電動ベッドを置いたリビングルームを“Welcome home”のバナーや風船、そして色とりどりのお花で飾り、かいがいしく彼の世話をしていました。

イアンさんは病院にいた時とはまるで別人のような笑顔を見せ、嬉しそうにケアを受けていました。羨ましいほど仲の良い、お互いを愛しむ二人をみて、それが男性同士であることに私は何の違和感も覚えませんでした。そこには、長い間、世間から受け入れられないことを受け入れて生きてきた、深い愛情で結ばれたフウフ（夫夫？）がいました。二人の家には、ずっと二人を理解してくれていたイアンさんのお姉さんや、フィラデルフィア時代からの友人たちが、ひっきりなしに訪ねてきては、思い出を語り合い、楽しい時を過ごしていきました。

イアンさんもダグさんも、彼らを取り巻く人たちも、みんな大らかで優しく、自分たちを受け入れない社会や多くの人たちに対しても、怒ったり卑屈になったりするのではなく、ただ、〝そういうものなんだ〟と達観していました。自分たちには自分たちの幸せがあり、それはこうして愛する人と最後の時間を過ごせることに象徴されていると、胸を張っていました。そして3日目の晩、イアンさんはダグさんにおやすみのキスをしてから眠りにつき、そのまま静かに亡くなったのです。

●ジェーンさんとルーシーさん

もう一組の女性のペアは、患者さんのジェーンさんが肺がんの末期で脳と肝臓に転移が見つかった後、ホスピスの承諾書にサインしたケースでした。

パートナーのルーシーさんは認知症があったため、ジェーンさんは姪のエレンの家でホスピスケアを受けることにし、ルーシーさんは仕方なくナーシングホームに入所することになりました。

ジェーンさんもエレンもとても明るく気さくな人たちで、二人はいつもジョークを言い合って笑っていました。エレンはジェーンさんのケアをするため、自宅で仕事ができるようにしてもらっていました。また、エレンには成人したステイシーという娘さんがおり、彼女も時間を見つけてはエレンの手伝いをしに来てくれていました。

治療の副作用で髪の毛が抜け落ちたジェーンさんは、帽子やスカーフを被るのが嫌いで、きれいな丸い頭といつも笑っているような細い目は、瀬戸内寂聴さんを彷彿《ほうふつ》とさせました。ジェーンさんはエレンの亡くなった母親の妹で、昔からエレンをとても可愛がっていました。エレンにとってジェーンさんは大好きなおばさんであり、物心ついた頃からジェーンさんと一緒にいたルーシーさんのことも、自然に〝ルーシーおばさん〟と呼んでいました。

ジェーンさんはホスピスの承諾書にサインしてからしばらくは特に症状もなく、食欲もあり、安定していました。しかし、3週目くらいから腰から腹部にかけて鈍い痛みが走るようになり、トラマドールという痛み止めを使うようになりました。次第にトラマドールでは効果がなくなり、液体モルヒネを頓用で使うようになり、しばらくするとMSコンチンというモルヒネの徐放剤（長時間作用型）と液体モルヒネを併用するようになりました。

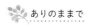

エレンは何かあるとホスピスに電話することを躊躇せず、指導されたことをきちんと実行する人で、おかげでジェーンさんの症状もよくコントロールされていました。

しかし、脳転移の影響で、突然嘔吐《おうと》するようになり、歩行もおぼつかなくなっていったのです。それでもジェーンさんはユーモアを失わず、怒ったり笑ったりしながら病気の進行を受け入れ、エレンの渡す薬を素直にのみ、日中は何とかリビングルームのお気に入りのリクライナーで過ごしていました。

ステロイドを少し増やし、制吐剤を使うことで嘔吐はコントロールされましたが、今度はせん妄や不穏がひどくなり、ハロペリドール（不安や不穏状態に使う薬）を使うようになったのです。その頃はもう、ジェーンさんはベッドから起き上がれなくなっていました。

私はエレンに終末期のせん妄、不穏はよくみられる症状で、恐らく数日から1週間くらいだろう、と説明しました。エレンは納得し、こう言いました。

「ルーシーおばさんに会わせてあげたいんだけど、だったらなるべく早いほうがいいのかしら？　彼女は認知症でナーシングホームにいるんだけど、問題は一度ここに来たら帰りたがらないことなの。前に一度来た時も、大騒ぎだったのよ。ジェーンおばさんにストレスをかけたくないし、でもやっぱり、生涯のパートナーだから、会いたいだろうし」

私は、「そうね、ジェーンさんは会いたいんじゃないかしら。そのほうが、お互い悔いが残らないんじゃないかと思うわ」と言い、エレンも頷きました。

その週末、エレンとステイシーはルーシーさんを迎えに行きました。スーツケースの準備も万端で待ち構えていたルーシーさんに、今日だけなのでスーツケースは必要ないこと、ジェーンさんは眠っていて起きないかもしれないことを何度も説明し、それでもよく理解できないルーシーさんは、家に着くと、ベッドで眠り続けるジェーンさんを揺すって名前を呼び続けたそうです。

ジェーンさんは、その後1週間近く眠り続けました。液体モルヒネと液体のハロペリドール、咽喉の奥のガラガラという喘鳴を抑えるハイオサイアミン（hyoscyamine＝ヒヨスチアミン）の舌下錠などで症状はコントロールされ、とても穏やかに眠っていました。

エレンは「こういうのを昏睡状態っていうのかしら？　でもね、ジェーンおばさんったら時々叫ぶのよ。〝ルーシー！　ルーシー！〟って。夢でも見てるのかしらね。いつもあんな風にルーシーおばさんを呼んでたから」と言い、「やっぱり、あの日会わせてあげてよかったわ。ジェーンおばさんは目を開けなかったけど、聞こえてたと思うわ。なんかね、そんな顔してたから。ただ、やっぱり帰りは大騒ぎだったけどね」と言って笑いました。

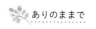

その翌朝、ジェーンさんはエレンと彼女のご主人に看取られ、息を引き取ったのでした。私が死亡時訪問をした時、ベッドサイドには小柄で品の良いおばあさんが座っていました。ルーシーさんでした。

エレンが「ルーシーおばさん、ジェーン叔母さんのナースのNobukoよ」と私を紹介し、私がお悔やみを言うと、ルーシーさんは座ったまま私を見上げ、「ああ、ありがとう、ありがとう。ジェーンは死んでしまったの。なんで私もっと早く来なかったのかしら。そしたら何かできたのに。ああ、私は本当に彼女を愛してたの。とってもとっても愛してたのよ」と言うと、泣き始めたのです。

エレンが「ルーシーおばさん、先週来て会ったじゃない。大丈夫よ、ジェーンおばさん、ちゃんとわかってたわよ」と言い、私が、「それに、私聞きましたよ。ジェーンさん、あなたの名前を呼んでいたそうですよ」と言うと、ルーシーさんはパッと目を輝かせ、「本当に？　彼女は私の名前を呼んでたの？」と言いました。

エレンが「そうよ、ルーシーおばさん。ジェーンおばさんったら、ずっと眠ってたのに時々大声で〝ルーシー！　ルーシー！〟って叫ぶから、びっくりしたわよ」と言って笑うと、ルーシーさんは笑顔になって「そうなの。私のことを呼んでたの。私、本当に愛してたのよ。ジェーンだけを愛してたのよ」と何度も繰り返しました。

ルーシーさんの家族は二人のことを認めることなく、ほとんど交流がありませんでした。エレンは「あの人たちは何もしないわ。興味があるのはお金だけ。ルーシーおばさんの家族は私たちなの」と言い、これからも彼女の世話をしていくつもりでした。そしてそれは、エレンたちにとっては、ごく当たり前のこと。自分の家族、自分の大切な人たちを大事にする、という、人としての基本的な感情とモラルに従っただけのことで、何も特別なことではなかったのです。

人は社会の中で生きており、個人の生活にかかる社会の影響は否めません。しかし、逆に言えば社会は大勢の個人によって作られているのであり、個人が社会に影響を与えることもできるのです。サインを立てたり、集会をしたり、行進をしたりして声をあげることもその手段の一つですが、人の幸せとは、社会だけによって左右されるものではないのではないでしょうか。もちろん、戦争となると話は別ですが。社会的に権利を勝ち取ることが、その人の幸せに繋がるとは限らないような気がするのです。

大切なのは、自分の周りにいる人たち、直接触れることのできる人たち、自分を大切に思ってくれる人たちを愛しむこと。血のつながりとは関係なく、人としてのつながりを大事にすること。つまり、個人個人がそれぞれの範囲で周りの人を理解し、敬意を払い、支えあうことで、その集合体である社会も、いつかはそうなっていく、というのはただの妄想、絵に描いた餅なのでしょうか。

イアンさんやジェーンさんたちのように、社会の中では少数派であり、生きにくい時代に生まれてしまった、それでも最後に幸せな人生だったと言える、そんな生き方をしている人たちは、きっと大勢いると思います。

周りは敵ばかりではありません。ありのままの自分を、ただ、人として受け入れてくれる人は、必ずいるのです。私は、そう信じます。

彼の声を聴く

——まるで映画のような見事な旅立ちを見せてくれたいのち

ドリーさん

ホスピスの患者さんが予想外の回復を見せることはまれにあります。「何もかも素晴らしいわ。５か月前に死んでいたはずの私が、こんなに素敵な５か月間を過ごせたんだもの。あとは、神にすべてを任せるだけよ。私は彼の言うことを聴くだけ。ああ、なんて幸せなのかしら。どこも痛くないし、苦しくもない。すべてが完璧だわ」

ドリーさんは、大きなお屋敷に一人住まいの80歳の未亡人でした。何年も前に亡くなったご主人は実業家でしたが、ドリーさんは若い頃は病院で看護師をしていました。子どもはなく、遠くに住む夫サイドの姪《めい》や甥《おい》はいましたが、あまり交流はありませんでした。ドリーさんは末期の腎臓病で、うっ血性心不全と急性腎不全の併発でＥＲに運ばれましたが、回復の見込みはないと言われ、入院中にホスピスの承諾書にサインしたのです。

しかし、どうしても自宅で死にたいと言う本人の希望で、彼女のＤＰＯＡ（Durable Power of Attorney：永続的委任状に示された医療代理人）や友人たちのサポートの下、在宅でホスピスケアを続けることになりました。

住み込みのエイドさんを雇い、電動ベッドや酸素、車椅子などもオーダーして、準備万端で帰宅し、退院当日の夜に夜勤のナースが初回訪問を行いました。ところが、ＤＰＯＡのポーラの他に、住み込みのエイド、そして数人の友人が各々〝患者の権利〟を主張するは、〝ホスピスが提供するべき諸々〟を要求するはで、初回訪問はまさにカオス状態でした。

夜勤のナースはとりあえずドリーさんが安全で安楽であるために必要な状況を整え、翌日、受け持ちナースのドナが再度訪問してフォローしました。

ドリーさんは意識はあるものの非常に重篤な状態で、ドナは1週間はもたないだろう、と思ったそうです。

やっかいな出だし

ドナは60代の、ホスピスナースとしての経験も知識も豊富な人で、私が尊敬する同僚の一人でした。しかし、医師であるという友人や、自分自身もナースであるポーラは、ドリーさんがホスピスケアを受けている意味を理解していると言いながらも、血液検査を要求したり、夜中に、膀胱炎の症状があるので今すぐ膀胱留置カテーテルを入れて、抗生剤をオーダーしてくれと電話をしてきたり、エンドオブライフにおける症状緩和に焦点を置いたドナのアプローチに異議を投げかけ、ついには担当のナースを変えてほしいと言ってきたのでした。そこで、地理的に受け持ち範囲が近い私に、白羽の矢が立ったのです。

しかも、ドナがオーダーした使い捨てのベッドパッドと紙おむつが届かないと、再三電話が来たため、私の上司は訪問予定の前日に「本当に申し訳ないんだけど、今日中にベッドパッドとオムツを届けてもらえないかしら？　あなたが明日訪問予定なのは知ってるんだけど、どうしても今日中に、それもできるだけ早くって、もう何度も催促してくるのよ……」と頼み込んできたのです。

私は内心、〝うーむ。これはちょっと心構えが必要かも〟とドキドキしつつ、その日最後の訪問の後でドリーさんの家に寄ったのです。

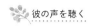

レンガ作りの大きな平屋で、U字形の車寄せのある前庭の植木は綺麗に剪定《せんてい》され、フレンチドアの玄関の前には中庭があり、小さな池の中で鯉が数匹泳いでいました。

呼び鈴を押すと、エイドさんが出てきて、私が名乗り、オムツとベッドパッドを持ってきたと言うと、予想していたよりもずっと感じ良く「ああ、助かったわ。どうもありがとう」と言って受け取りました。

「それじゃ、明日訪問しますので、朝、電話で時間を確認しますね」と言うと、彼女はあっさりと「わかったわ、じゃ、明日」とドアを閉じたのです。私は自分でも何を期待していたのかよくわかりませんでしたが、とりあえずホッとしたのでした。

翌日、予定通り訪問し、初めてドリーさんに会いました。

ドリーさんはベッドに横になり、酸素をつけ、ニコニコしながら迎えてくれました。そして、少しハスキーな声で、まるでナースが申し送りをするように、昨日から今朝までの自分の状態、何をどれだけ食べ、水分はどれだけ取り、尿はどれだけ出て、呼吸状態はどうかまで、詳しく正確に報告してくれました。薬を確認すると、なんと、膀胱炎に処方された抗生剤と、利尿剤以外はすべて中止していました。

ドリーさんは、「私の家庭医の先生にね、〝こんなに飲んで今さら何の意味があるのか？ただでさえ私の腎臓は機能していないのに〟って言ったのよ。そしたら先生も賛成してね、ぜーんぶやめたの。すっきりしたわ」と言い、私は思わず右手の親指を立てて、「お見事！」と言ってから、「私の出る幕はなさそうですね」と言うと、ドリーさんはおかしそうに笑いました。

ドリーさんは仙骨部に小さな褥瘡（床ずれ）があり、私は住み込みエイドのイヴァにドリーさんの体位交換のやり方、褥瘡のケア、浮腫のある両脚を挙上すること、そして便秘予防の指導をしました。

イヴァはすべてノートに書き取り、復唱しました。私は、「一応ポーラに電話して今日の報告をしておきますね」と言うと、ドリーさんもイヴァも「そうしてくれると、ありがたいわ」と言い、私の訪問初日は無事終了しました。

家族のいないドリーさんの場合、ＤＰＯＡのポーラがそのケアを一任しているため、彼女と綿密なコミュニケーションを取ることは、誤解や不安を防ぎ、ケアを計画通りスムーズにすること、そしてお互いに信頼関係を築くために、とても重要なことでした。

次の訪問予定日をカレンダーに書き込み、訪問日の朝は、まずポーラに何時頃行く予定かを連絡し、訪問後も簡単な報告を欠かしませんでした。そのうち、一度も面識はないのに、ポーラと私は声だけでお互いがわかるようになっていました。

山のように飲んでいた薬をやめ、食事には一切塩を使わず、食材やたんぱく質の摂取量、水分の摂取量などにも気をつけると、ドリーさんの状態は落ち着いてきました。

ホスピスケアを受けてはいるものの、ドリーさんは積極的に「自分の身体にとって良いこと」を遂行しようとしました。

基本的に、ホスピスの患者さんには、それが身体的な症状に直結しない限り、〝食べたい物を食べたいだけ〟勧めるのですが、ドリーさんの場合は本人の意思を尊重し、それを支持しました。そして、自宅に戻った時点では、本人を含む誰もが、1週間もてばよいだろう、と信じていたドリーさんの状態は、日を追うごとに回復していったのです。

しばらくすると、ドリーさんはベッド横のリクライナーに座れるようになりました。酸素は使っていましたが、息切れはしなくなってきました。尿量も良く、便秘はコントロールされ、夜も良く眠れるようになっていきました。褥瘡も治り、下肢の浮腫も軽減してきました。

ドリーさんは、体調が回復するにつれ、ますます明るく元気になり、よくしゃべり、よく笑いました。ドリーさんもイヴァも、そしてポーラも、次第に〝これはもしかしたら、もしかするのでは？〟と思い始め、私が「椅子に座れるようになったのでＰＴ（理学療法士）に安全指導をしてもらいましょうか？」と提案すると、すぐに喰い付きました。

ドリーさんはPTに安全指導だけではなく、歩行練習までできるようになるかもしれないという淡い期待を抱いていました。ホスピスの患者さんが予想外の回復を見せることは稀にあり、一時的かも知れませんが、ドリーさんはそんな稀に見るケースの一人だったのです。

私が、「ドリーさん、今のところあなたの腎臓はうまく働いているし、心臓も頑張っているみたいです。ただ、あなたの病気が治ったわけではなく、症状がコントロールされているという状態なので、それがいつまで続くのかは誰にもわかりません。それでも、今できることをやってみる価値はあると思います」と言うと、ドリーさんは「わかっているわ。だからね、私は毎日この本を読んでいるのよ」と言って、一冊の本を見せてくれました。

それは、『彼の声を聴く』というタイトルの本で、キリストの言葉がまるで詩のように書かれているものでした。ドリーさんは毎日違うページを読み、その教えを心に留めてその日を過ごすようにしていると言うのです。

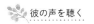

「私は何も考えなくていいの。彼の言葉に従っていれば、すべてその通りになるのよ」

PTの訪問が始まり、ドリーさんは歩行器を使って歩けるまでになりました。そして、少しずつ距離を伸ばし、そのうちにトイレまで歩けるようになったのです。そして、日中は酸素をはずす時間が増え、毎朝寝巻きから服に着替えるようになりました。ドリーさんは毎日違う服を来て、アクセサリーを合わせ、メイクもするようになりました。

私の訪問は週1回になり、膀胱留置カテーテルは入ったままでしたが、日中は太腿《もも》にバンドで留めるレッグバッグに換え、外からは見えないようにしました。気候がよくなると共に、ドリーさんの行動範囲は広がり、天気の良い日はイヴァと庭のパティオで日光浴を楽しみ、近所の奥さんの具合がよくないと聞いては、お見舞いに行き、さらにはポーラとイヴァと一緒にちょっとした買い物にまで行けるようになったのです。

こうして、ドリーさんはホスピスにサインしてから2か月余りで、信じがたいカムバックをし、ホスピスケアの最初の認定期間の3か月が、終わりに近づいてきていました。

私はドリーさん、ポーラ、彼女の受け持ち医、そしてホスピスのメディカルディレクターと話し合い、全員一致で再認定はせず、パリアティブケア目的のホームケアに変更することにしました。ドリーさんは膀胱留置カテーテルが必要だったので、そのケアがホームケアの条件である skilled needs（プロのケアを要する）を満たしており、問題ありませんでした。

ただ、ドリーさんは「Nobuko《ノブコ》が私のナースであることが条件よ。彼女以外の誰にも、私のカテーテルは換えさせないから」とリクエストし、私の上司も苦笑しつつ、彼女の希望通りにしたのです。

ケアの変更

ホスピスケアからホームケア（または逆）に変更する場合、一つとても面倒くさいことがあります。それは、保険が変わるため（同じメディケアでも、ホスピスとホームケアではカバーするパートが違う）、医療機器のプロバイダー（医療用ベッドなどのレンタル会社）を替えなくてはならないのです。

もしも使っているプロバイダーがホスピスと契約し、同時にメディケアの指定された会社であれば問題ないのですが、うちのホスピスが契約するプロバイダーはメディケア指定ではないため、ドリーさんの場合もベッドと酸素を取り替えなければなりませんでした。

幸い、ドリーさんもポーラも保険に関しては、それがいかに理不尽であろうとも、私たちにはどうしようもないと理解してくれていたので、速やかに手続きをしてくれましたが、ケースによっては、患者さんや家族、そして私たちにとっても結構なストレスになるのです。

ホスピスからパリアティブケア（ホームケア）に変更したといっても、ドリーさんはD

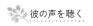

NR（蘇生処置拒否）のままでしたし、もしも状態が悪くなったら病院には行かずにホスピスケアに戻る、という方針でした。

私の訪問は週1回になり、その目的も小康状態を保つためにモニターすることと、4週間ごとに膀胱留置カテーテルを交換することでした。そして問題がなければ、最終的には月に一度、カテーテルの交換のみの訪問、というのがメディケアの視点から見たゴールでした。

ホームケアの場合、メディケアはPPS（Prospective Payment System：包括支払い方式）といって、患者さんの状態と必要なケアのレベルによって、支払われる報酬が事前に設定される方式をとっており、当然エージェンシーとしては支出をその範囲内にとどめなければなりません（ホスピスの場合は、日割り方式です）。しかし、ドリーさんの場合、微妙な症状の変化を迅速に読み取り、速やかに対処することが必要で、そのためには最低週に一度は訪問したかったのです。

ドリーさんはとても順調で、ある日、「こんなこと言うのは変かもしれないけど、今が一番健康な気がするわ」と言って笑ってから、「私の昔の写真、見たことあったかしら？」と訊きました。

私が「いいえ」と言うと、ドリーさんは立ち上がり、歩行器も使わずに奥の寝室のほうに行き、ついていらっしゃい、と言いました。私が長い廊下を後からついていくと、壁にかかった写真を指差し、「信じられないかもしれないけど、これ、私よ」と言って、カラカラと笑い始めました。そこには、まるで別人としか思えない、顔も身体もまん丸で、思わず雪だるまか鏡餅を連想させる女性が、楽しそうに笑っていました。

身長150㎝に満たないドリーさんですが、当時は体重がなんと90kg近くあったのだそうです。糖尿病、高血圧、関節炎、高脂血症、心臓病、腎臓病という、堂々たる既往歴が思わず納得できた瞬間でした。

ドリーさんは、長い間肥満やこれらの病気と闘い続けた末、ここ数年で30kg近くを落とすことができたのだそうです。しかし、既にこれらの慢性疾患によって彼女の身体は疲れ果てており、加齢と共にその機能の低下に加速がかかっていました。

ドリーさんは、ホスピスケアを中止してからも、周りが勧める血液検査などには全く関心を示さず、まるで神様からの贈り物のような素晴らしい日々を、ただひたすら楽しみ、感謝し、大切に過ごそうとしていました。

たっぷりと睡眠をとり、朝はすっきりと目覚め、身の回りの支度を整え、きちんとメイクを施し、イヴァの作る健康的でおいしい食事を必要なだけとり、カップに半分ほどのコーヒーを楽しんだ後、『彼の声を聴く』の一ページを開き、キリストの言葉を声に出して読む。そして、その言葉を胸にその日を過ごす。雨の日には雨の匂いを感じ、晴れの日にはおひさまの光を吸い込み、バードフィーダーをついばむ小鳥たちを眺め、風になびく木々の葉の音を聴き、訪れる友人たちとの会話を楽しむ。そんな風に、平凡でありながらも特別な時間を愛しむように過ごしていたのです。

●終わりのはじまり

こうしてひと月が過ぎ、上司から「落ち着いているなら訪問回数を減らすか、ホームケアのチームに受け持ってもらうか」とせっつかれ始め、私は何とかしてどちらも回避できないものかと考えていました。

新しく着任したホスピスの看護師長は、ＭＢＡを持っており、ナースというよりマーケティングの管理職のほうが適任ではないかと思わせる、とても合理的な考え方をする人でした。上の方針で、この1年間でごっそりと減ってしまったホスピスチームのナースを完全には補充せず、その代わり、ホスピスチームはホスピスケアの患者さんと、確実にホスピスケアに移行するパリアティブケアの患者さんのみを受け持つことになったため、ドリーさんのように、〝いつかまたホスピスに戻る可能性はあるが、今のところ安定している〟患者さんは、悪化するまでホームケアのチームに任せよう、というわけなのです。

もちろん、現場のナースたちは諸手《もろて》を上げて賛成できずとも、方針に従うしかない立場であり、あとはどうにか上司を納得させる理由を見つけ出すしかありませんでした。しかし、そんな悩みを、ドリーさんはいとも簡単に解決してしまったのです。

その日私が訪問すると、いつも通りおしゃれをし、元気いっぱいのドリーさんの両脚が、軽度ではありましたが、一見してわかるほど浮腫《むく》んでいました。

ドリーさんは、「ちょっとね、調子に乗って歩き回ってて、脚を挙げる時間が減ってたのよ」と言い、それ以外はすべて快調だと言いました。

私が、「そうですね、バイタルサインも落ち着いてますしね。でも、念のために弾性ストッキングを穿《は》いておいたほうがいいかも知れないですね」と言うと、ドリーさんも「そうね、そうしましょう」と、イヴァにさっそくストッキングを出すように頼みました。

それから、「もしも一晩で1～1・5kg、もしくは1週間で2～3kg体重が増えるようだったら、家庭医に電話してください。利尿剤を飲んでって言われるかもしれないから」と言うと、ドリーさんは頷きながら、「わかってるわ。そうするわ」と言いました。

私は、これが終わりの始まりかな、と頭のどこかで確信しながらも、そうでないことを願い、同時に、このまま自分が受け持ちを続けられるという、安堵に似た気持ちもありました。

生活のリズムも食事も変わらないのに、ドリーさんの体重は増え続けました。彼女は言われた通り、家庭医に連絡し、利尿剤を増やしたのですが、効果はなく、数日で元の用量に戻しました。ドリーさんの腎臓は、利尿剤に反応できないほど疲れ果てていたのです。

私は、訪問回数を週2度に増やしました。ドリーさんの症状の悪化に伴い、PPSの指標になる評価をやり直し、報酬が上がるようにケアのレベルを修正したのです。ドリーさんは両脚の浮腫だけでなく、体幹にも水分は溜まっていきました。そのために、息切れがするようになり、受け持ちの医師は一応、腹腔穿刺（腹腔に管を入れて溜まった水を排出する）を試してみましたが、結果は芳しくなく、ドリーさんは再び酸素吸入をするようになりました。

尿量が減り、疲労感が強まり、再び歩行器を使うようになりました。それでもドリーさんは明るく、すべてを受け入れ、それらの症状がどういう意味であるかを理解していました。彼女はポーラとガーデンパーティーを開き、友人や近所の人たちを招待しました。ドリーさんは車椅子に座り、来てくれた人たち一人ひとりと話をし、昔を懐かしみ、笑い、励まし、感謝し、そして、お別れをしたのでした。

その日、ドリーさんは寝巻きのまま、ベッドの脇のリクライナーに座り、両脚を挙げ、酸素をつけ、うとうとしていました。

イヴァが「ドリー、Nobuko《ノブコ》が来たわよ」と言うと目を覚まし、私を見るとにっこりと笑い、「ハーイハニー。今日のチューブは良い色だから、ディナーの後ね」と言いました。私は、〝ああ、とうとう来た……〟と思いながら、「そうなんですか？ それじゃ、ちょっと見せてもらっていいですか？」と言うと、今度は「もちろんいいわよ。でも、気をつけてね。ああ、あなたは大丈夫よ」と言ったのです。それでも、私がいつも通りの質問をしながら、いつも通りのアセスメントをしているうちに、ドリーさんの意識もクリアになっていきました。私は、今日しかないと思い、ドリーさんに訊きました。

「ドリーさん、もうすぐホームケアの60日が終わるんですが、そろそろホスピスケアに戻る時期だと思うんです。本当に具合が悪くなるぎりぎりまで待たないで、ちょうど良い区切りだし、そうしませんか？」

するとドリーさんはこう答えました。

「あら、あなた、よく私の心を読んだわね。私もちょうど、そう思っていたところだったのよ」

元ナースのドリーさんは、今の状態が、今度こそ回復不能であると気付いていたのです。私はポーラに電話をし、その旨を話すと、彼女も「そうね、私も賛成よ。多分、今度こそその時だと思うわ」と言いました。

帰りがけ、イヴァが珍しくドアの外まで一緒に出てくると、心配そうに「実はね、今朝、ドリーったら私のことがわからなかったの。っていうか、私に向かって、私のことを話したのよ。さっきも変なこと言ってたし。ホスピスに戻すって言っていたけど、あんな風に変なことを言うのは、病気がずいぶん進んでいるってことなのね」と言いました。

私は、その通りだと答え、これからもっと意識が混乱したり、幻覚を見たりするかもしれないけれど、本人が怖がらない限り心配しなくて大丈夫だと話しました。イヴァは目を潤ませて頷き、「わかった。どうもありがとう」と言いました。

●再びのホスピスケア

2日後、ドリーさんはベッドに横になったまま、再びホスピスケアの承諾書にサインしました。ベッドも酸素もその月の分の支払いは済んでいたので、あえて交換はしませんでした。ドリーさんはすっきりとした表情で、言いました。

「何もかも素晴らしいわ。5か月前に死んでいたはずの私が、こんなに素敵な5か月間を過ごせたんだもの。あとは、神にすべてを任せるだけよ。私は彼の言うことを聴くだけ。ああ、なんて幸せなのかしら。どこも痛くないし、苦しくもない。すべてが完璧だわ」

それから目を閉じると、眠りに落ちました。

私はベッドの横のソファに座り、ラップトップに記録を打ち込み、それからイヴァに、これからドリーさんがどのような症状を見せていくかを説明しました。

ホスピスが初回訪問の時に渡す、空色のフォルダーの中に、ピンク色の小冊子が入っており、そこに死への過程がわかりやすく書いてあるのですが、イヴァにもその小冊子を見せながら、書いてあるすべてのことは自然なプロセスだから心配することはないが、不安だったらいつでもホスピスに電話するように言いました。

イヴァは、落ち着いたまま、「わかった」と言いました。すると突然、眠っているドリーさんが「シャカラカラカラカラカ」と、まるで歌うように叫んだのです。私が度肝を抜かれてドリーさんを見ると、今度はイヴァが呼応するように「ディアラディアラディアカラララ」と言ったのです。

私はますますびっくりして、今度はイヴァのほうを振り向き、「今のはあなたのお国の歌?」と、マヌケな質問をしてしまいました。イヴァは笑って、「ちがうわよ。ドリーは昨日の夜から時々あんな風に叫ぶの。だから私も応えてるだけよ」「私にもなんだかわからないけどね」と言うと、私も一緒に笑いました。それから、私はイヴァに明日の朝また来ると伝え、もう一度ホスピスホットラインの番号を確認しました。

●まるで三姉妹のように

翌朝、一番にドリーさんを訪問すると、私と同年代くらいの小柄な女性が、イヴァと一緒にドリーさんの清拭《せいしき》をしていました。私は一瞬でそれがポーラだとわかりました。私たちは、実は初対面であることに違和感を覚えながら、はじめましての挨拶をし、私もすぐに二人の手伝いに掛かりました。ドリーさんは酸素をつけ、朦朧《もうろう》としていましたが、私が声を掛けると目を開けてにっこりと笑い、言葉にならない声で何か言いました。

私は二人が背中や下半身を洗っている間、横向きになっているドリーさんを支えながら、話しかけました。今日がとても気持ちの良い天気であること、来る途中でキツネを見かけたこと、彼女の肌が完璧なこと、ポーラとイヴァが綺麗にしてくれているので、すぐに気持ちよくなるはずだということ……。ドリーさんは目を閉じ、とてもリラックスしていました。

それから体の向きを変え、今度はポーラが彼女を支え、私とイヴァが身体を拭きました。

すると、ドリーさんはリラックスしたせいか、便が出てきたのです。私はドリーさんに「良かったですね、これでおなかもすっきりですね」と言うと、イヴァが慌てて私の肩を叩き、ドリーさんの顔を指差しました。ドリーさんの呼吸は浅く、顔色がくすみ、口から少し泡が出ていました。

私がポーラを見て頷くと、ポーラはイヴァに向かって「彼女は最後の呼吸をしてるのよ。もうお迎えが来てるのよ」と言いました。それから、イヴァに「ちょっと彼女を支えてて」と言いました。イヴァはしゃくりあげながら、ドリーさんの身体を支え、私はまるで身体を浄化するごとく排出される便を、ひたすらふき取り、ポーラはベッド脇のナイトテーブルから『彼の声を聴く』をつかむと、ランダムに開いたページを読み始めました。

それはドリーさんが好きだったカーディナルの絵が描かれたページで、ピリピ人への手紙の4章6、7節が書かれていました。そしてそれは、『何事も思い煩ってはならない。ただ、事ごとに感謝を持って祈りと願いを捧げ、あなた方の求めるところを神に申し上げるがよい。そうすれば、人知では到底はかり知ることのできない神の平安が、あなた方の心と思いとをイエス・キリストにあって守るであろう』というものでした。

ポーラは震える声でそれを読みあげると、ドリーさんに向かって言いました。

「ね、ドリー、聞こえたでしょ。心配することは何もないのよ。もうすぐ彼に会えるのよ。彼はあなたのことを待ってるわ」

清拭を終え、ベッドを整えると、ドリーさんはとても気持ち良さそうに見えました。

私はドリーさんの口元を拭い、それから耳元でお礼を言いました。ナースとして私を信頼してくれたこと、素敵な話をたくさんしてくれたこと、奇跡のような5か月を見せてくれたこと、そして、どんな情況でも人は気持ち次第で幸せになれる、と教えてくれたこと。
それから、私はベッドサイドを離れ、ポーラとイヴァがそれぞれドリーさんの額にキスをしました。そのあと、ドリーさんは最後に一つ小さく息を吸うと、まるで、ずっと会いたかった人に会えたかのように、かすかに微笑んだのです。そして、彼女は80年の人生に幕を下ろしました。まるで映画でも観ているような、見事な旅立ちでした。

私はドリーさんの死亡を確認すると、ポーラとイヴァに、それぞれハグをしました。家族のないドリーさんでしたが、3人で看取れたことが、赤の他人の私たちを、まるでドリーさんの3人の娘であるかのような錯覚に陥《おちい》らせており、不思議な感動を共有していました。おそらく、もう二度と出会うことはない3人でしたが、ドリーさんの思い出と共に、きっと一生忘れることはない気がしていました。そしてそんな気持ちになれたことが、ドリーさんからの素敵なプレゼントだったのです。

それからひと月半が経ち、私はオフィスのメールボックスに一通の封書を見つけました。

それは、ポーラからで、手紙とドリーさんの写真が一枚入っていました。見慣れた部屋のいつもの椅子に座り、おしゃれをして、満面の笑顔のドリーさんがそこにいました。

そして手紙には感謝の言葉のあとに、こう書かれていたのです。

「……あなたと出会い、ドリーを看取ったことは、私のナースとしての気持ちに大きな影響を与えました。そして今、私はホスピスナースとして、新たなキャリアをスタートしたのです……」

ホスピスナースとして、これ以上の喜びはありませんでした。たまたま代打に立ったのが、こんな結末につながるとは、誰が想像できたでしょうか。

人の縁とは、本当に不思議であり、人生というものは、こんな風に、人との出会いでいろんな方向へ進んでいくのだと思うと、ドリーさんがつなげてくれた縁に、改めて感謝したくなったのでした。

コラム

働き者のパートナー

ホスピスやホームケアに限らず、ナースのなくてはならないパートナーに、ホームヘルスエイド（以下、エイド）や、ナースアシスタントがいます。

アメリカでは、ナースとエイドの仕事ははっきりと分けられており、パーソナルケア（保清、食事、排泄、歩行などの介助と身の回りの世話）は、すべてエイドの仕事になります（情況によってナースもパーソナルケアを行ったり、エイドの手伝いをしたりすることもありますが、基本的にはエイドの責任範囲です）。

ホームケアでは、ナースは2週間ごとにエイドの監督を行う義務があり、エイドが受け持ちナースが立てた介護計画に沿ってケアを行っているか、患者さんや家族は満足しているか、など確認します。直接観察するのが理想ですが、訪問時間のタイミングが合わない時は、患者さんや家族に尋ねます。また、人によっては、ナースに対する態度とエイドに対する態度があからさまに違うこともあり、エイドが不当な扱いや差別的な言葉を受けていないかを確認する必要もあるのです。

どんな職業でもそうですが、同じ職種でもその仕事の質は人によって大きな差がありますが、私の勤めるホームケアホスピスのエイドは、かなりクオリティーが高く、どの人も一定の水準以上の技術と判断能力を持っています。昔勤めていた小さなホームケアの事業所では、ホームヘルスエイドのみの派遣サービスも行っていましたが、そのいい加減さに、私は開いた口が塞がりませんでした。

とにかく頭数を揃えるため、来る者拒まず、バックグラウンドチェックも行わず、車を持っていなくてもOK、しかもスケジュールは移動時間を考慮に入れずに組むため、予定された時間通りにエイドが現れないことは日常茶飯事だったのです。その上、エイドの中には生活保護を受けている人もいて、そういう人たちは実際に働けるのに、一定以上の収入があると保護を打ち切られてしまうため、年収がその額に達すると辞めてしまうのです。それも、ある日突然現れなくなる。私たちナースが代わりにエイドの穴埋めを行うこともしばしばでした。もちろん、時間を守り、しっかりした仕事をする人たちもいましたが、そういう人たちはたいてい別の事業所に移っていきました。

私が勤務しているのは、フィラデルフィアの郊外にある病院のホームケアホスピスで、ナースの大多数は白人です。対して、エイドは白人のほうが圧倒的に少数派なのです。ナース同様、エイドもできるだけ移動時間が少なくてすむように、担当地域を決められていますから、だいたい何人かの決まったエイドとケースをシェアすることになり、そういう人たちとは自然に親しくなります。エイドの仕事は体力と忍耐力が必要です。そして、それに加え、ちょっとした気配りやユーモアのセンスも大切な要素です。

　エイドは実際に患者さんに手を触れ、人間が必要とする基本的なケアを行うので、患者さんや家族の親しみ方は、私たちナースに対するものとは随分違ったりします。ナースには言いにくいことも、エイドに身体を拭いてもらううちに、ポロッと本音が出たりすることもあり、エイドさんの情報量は侮れません。ですから、そんなエイドとのコミュニケーションをよく取ることは、患者さんや家族をより知ることにもつながります。また、親しくなると、彼女たちも何かあった時、気軽にナースに電話で報告してくれるようになり、私たちにとっては貴重な情報なのです。

　留学中、ナーシングホームで、ナースアシスタントのアルバイトをしていた私は、その仕事がどんなに大変か、よく知っています。しかし、数か月のトレーニングと認定証があればできる仕事でもあるため、専門職（プロフェッショナル）とはみなされず、お給料はあまりよくありません。日本でも介護職は仕事の大変さに見合う給料が支払われていないというニュースはよく聞きます。とても必要とされ、その恩恵を受けた人たちには、その価値が良くわかるはずですが、残念なことにその価値が報酬に反映しないのが、今の社会なのです。

エピローグ　逝く瞬間まで生ききる、ということ

●ホスピスの仲間たち

先日、上司からこんなメールが来ました。

〝MさんとCさん（わたしが週末に初回訪問した人たち）の家族と、電話で話す機会があったんだけど、どちらもあなたの訪問がとてもdelightfulだったって、喜んでいたわよ。いい仕事をしてくれてありがとう〟

毎週火曜日のホスピスチームミーティングは、現場のナース、MSW（メディカルソーシャルワーカー）、それぞれのスーパーバイザー、メディカルディレクター（医療監督医）、チャプレン（教会や寺院に属さず施設や組織などで働く聖職者）、ボランティアコーディネーター（ホスピスはサービス全体の5％をボランティアによって行うという規定があり、そのボランティアをコーディネートする職員）、ビリーブメント（グリーフケア）コーディネーター、PT（理学療法士）とホームヘルスエイドの各スーパーバイザーなどが一堂に会します。

このミーティングは、患者さんの状態を報告するだけでなく、自分たちの情報交換と、ある意味、ストレスを発散できる貴重な時間です。

患者さんや家族にもいろいろな人がいます。そして、ホスピスナースにもいろいろな人がいます。プロとしての意識を持ち、いつも自分の能力をフル稼働しているナースでも、すべての患者さんと家族を満足させることは、不可能に近いのです。

自分ではうまくコミュニケーションが取れていると思っていたのに、後から不満を聞かされたり、毎回時間をかけ、できる限りのことをし、特別な計らいまでしたケースでも、最後に登場してきた遠い親戚から吹聴された〝どこそこのホスピスはこうした、ああした、私の知っている人はこうだった、云々〟という噂を真に受け、まるで自分たちが騙《だま》されていたかのように思い込んでしまったり、とにかく挙げ始めたらきりがないほど、ナースにとって〝落ち込み要因〟になるものはあるのです。

また、ホスピスの患者さんや家族にとって、ホスピスナースはある意味、唯一、その悲しみや怒り、ストレスのはけ口でもあり、その表現がナースに対する怒りになってしまうこともあります。それがわかっていても、こちらも生身の人間だし、その日の気分や個人的な事情もあったりするし、〝やってられないわよ〟と思うことだってあるのです。

そういうことを、チームの仲間に話すことで、〝自分一人ではない〟という安堵と共感を分かち合い、アドバイスしたり、一緒に考えたり、泣いたり、時には笑い飛ばしたり、ギュッとハグしたりして、仲間が落ちていかないように支え合うのです。

ナースという仕事は、〝奉仕の精神〟でやるものではないと、私は思っています。世の中にあるさまざまな職業と同じく、専門的な知識と技術を持つ、プロフェッショナルです。ただ、その相手が人であること、それもどこか健康を損ねている人たちが相手であるということが、この職業に、ある種特別なイメージを持たせるのでしょうか。

プロとしての仕事を行った結果が、相手を満足させることになった時に喜びを感じるのは、どんな職業でも同じなのではないでしょうか？

上司のメールで、何よりも私に微笑《ほほえ》みをくれたのは、〝delightful〟という言葉でした。これこそが、私がホスピスナースとして、こうありたい、と思っていることだったからです。

患者さんと家族にとって、一番つらい時なのに、よりにもよって〝delightful（喜びを与える、気持ちの良い、心地よいetc.）〟とはどういうこと？　と訝《いぶか》しむ方もいるかもしれませんが、人生の残り時間が見えている人たちが、たとえ1時間でも30分でも、delightfulな時間を過ごせたら、私の訪問に付加価値が生まれるような気がするのです。そして、そういう家族からの声を私に伝えてくれた、上司の気遣いもありがたく、改めて、〝ああ、こうして支えられているから、この仕事を続けていられるんだなあ〟と思ったのでした。

わたしの原点

私が看護師になろうと思ったのは、中学2年の時でした。それまで特に大きな怪我や病気も、入院の経験もありませんでしたし、家族が入院したとか、知り合いに看護師（当時は看護婦）さんがいたわけでもなく、ある日、ふと、決意したのです。クエーカーの友人によると、そういうのを〝call（神の思し召し、天命）〟と言うのだそうですが、そんな大そうなものではなく、まさに、〝降って湧いた〟のでした。

そしてそのまま、何の迷いもなく（幸か不幸か、他にこれといった才能もなかったので）、看護師への道を一直線でした。高校2年の夏（多分）に、「一日看護婦体験」に参加したのですが、その時は産科に配属され、しかも、お産が終わった直後の分娩室を見せられ、その〝惨状〟に高2女子は度肝を抜かれ、〝絶対子どもは産みたくない〟と慄《おのの》いたのを憶えています。もしここで、感動的なお産に遭遇《そうぐう》していたら、今とは正反対にある、〝命の誕生〟に関わるようになっていたのかもしれません。ところが、たまたま読んだ小さな新聞記事で、〝訪問看護〟という分野があることを知ったのも、ちょうどその頃でした。その時も、これといった根拠もないのに、〝これだ！　私がやりたいのは〟と確信してしまったのです。

そうして、看護婦免許を取り、訪問看護をするために必要だった保健婦免許を取り、その当時は珍しかった、訪問看護を行う部署のある神奈川県の病院に就職し（訪問看護ステーションのない時代です）、まずは病棟勤務で修業を積んで……というわけで、整形外科、その後神経内科に配属されました。

そこで私は、ＡＬＳ（筋萎縮性側策硬化症）や、ＭＳ（多発性硬化症）、若年性パーキンソン病などの神経難病で、何年も入院生活を強いられている人たちに出会いました。特にＡＬＳの患者さんは、人工呼吸器が必要になると、よほど条件のいい人でない限り、自宅に帰るのは非常に困難でした。在宅ケアをサポートするシステムが、あの頃はまだ確立していなかったのです。

入院生活というのは、どんなに快適でも、いくら家族や友達がお見舞いに来てくれても、テレビやラジオやコンピューターがあっても、長くなると、いつの間にか社会から隔絶されてしまうものです。私は、毎日彼らのケアをしながら、〝この人たちが自宅で生活できるような、それをサポートするシステムがあったらどんなにいいか……〟と思っていました。

入院している人は、そこでは皆〝患者さん〟になります。一日中寝間着を着て、病院のルールとスケジュールに束縛され、回診では大勢の人にじろじろ見られ、自分の体のことを難解な言葉で説明され、出される食事を食べ、渡される薬をのみ、そこにある人間関係は、〝医療従事者〟と〝患者〟の枠にはめられる……そこに〝自分の生活〟はありません。そんな生活が、命のある限り続く、というのは、どうにもやりきれない、言葉では表しきれない苦悶ではないでしょうか。

そんなことを考えても、そこで新米看護師の私ができるのは、八時間の勤務時間の中で、やらなければならないルーティン、日々の処置、記録、その他の雑務の合間に、患者さんの話を聞くことくらいでした。

しかし、今思うと、あの頃患者さんたちから聞いた話は、いつの間にか私の中に沁みこんで蓄積され、何も知らずに選んだ看護師という職業の、私にとっての中核、つまり〝患者さんの advocate（代弁者、支持者、擁護者）であること〟になっていたような気がするのです。

神経内科での経験は、私の中の〝訪問看護師になる〟という目標を揺るぎないものにしました。それはやがて、海外留学につながり、そして、ホスピス看護へと導かれていくのですが、全ての原点は、あの病棟で、身体のほとんどの自由を奪われながらも、その精神と思考は、決して病に屈しなかった人たちとの出会いであったと思います。今は、最後まで自分らしく生きようとする人たちの advocate になることで、あの人たちが叶えられなかった望みを、ホスピスナースとして、形にしようとしているのかもしれません。

●不死身のシスターとの出会い

アメリカで訪問看護を勉強しようと、私が留学したのは1992年の夏でした。

あの頃は留学先の学校を探すのは、本や雑誌が主な情報源でした。しかし、それにも限界はあったため、東京の赤坂辺りにあった日米教育交流振興財団に行って、留学先の条件（地域、サイズ、専攻科、授業料、ESLの有無、学生寮の有無などなど）を記入して申請し、料金を支払って、その条件に合う大学をコンピューターではじき出してもらったものです。そして、そのリストから何校か選んで資料申請の手紙を出し、返事を待つのです。

私は10校ほどに手紙を出しました。それぞれの大学から学校案内のパンフレットと留学に関する資料が送られてきた中、一通だけ、学校案内と共に手書きの手紙が入っていたのです。それは、看護学部のレベルが高いことで知られたカソリック系の小さな大学でした。

その手紙は、留学生センターのディレクターをしていたシスターからで、大学や寮、留学生の様子、学校の周りの様子などが簡単に書かれ、〝あなたがここに来て、私たちと一緒に学べることを心待ちにしています〟と締めくくられていました。その大学は元々自分の中でトップ3に入っていたのですが、この手紙が決定打となり、留学を決めたのです。

子どもたちが小さかった時、何度も読んでとせがまれた絵本の一つに、『もし……どっちのみちへいこうかな？』という本がありました。小さな男の子が散歩に行くのですが、ページが進むごとに半分、４分の1、８分の1……とページが切られており、自分の好きな道を選べるのです。最終的にはお家に戻るのですが、それまでの道のりがそれぞれ違っていて、一冊で何通りも楽しめる本でした。

人生はその絵本のように選択の連続で、それぞれの選択によってその後の人生が全く違っていくこともあります。そして、その選択を左右するものに、出会いがあり、このシスターからの手紙は、まさに、私の人生を変えた出会いの一つだったのです。

このシスターは非常に頭の回転が速く、しゃべるのも速く、動くのも速く、車の運転も速く、じっとしていることがありませんでした。それでも不思議なことに威圧感が全くない、優しく、ユーモアにあふれた、温かい人でした。また、恐ろしく記憶力が良く、世界各国から来る留学生の名前と出身国は、それこそコンピューターのように頭に入っており、それがすでに帰国したり、卒業した生徒でも、いつでも自由自在に引き出せるのです。

そしてまた、彼女には不思議な力が備わっていて、留学生たちがいかなる問題にぶち当たろうとも、「心配しないで」と言って、すいすいと問題を解決してしまうのでした。それが、たとえば違法すれすれだったり、時には周りの人がハラハラするような情況でも、彼女にかかると魔法のように、何とかなってしまうのでした。神様はいつでもシスターの味方で、シスターはいつでも私たち留学生の味方だったのです。

私が夫と出会ったのも、このシスターがいたからでした。日本に3年間滞在し、横浜の中学と高校で英語を教えてからアメリカに帰国した夫は、せっかく覚えた日本語を勉強し続けたいと思い、たまたま彼の職場に近かったこの大学の留学生センターを訪れました。そこで、彼はこのシスターに会い、日本人留学生向けに〝日本語の勉強を手伝ってくれたら、あなたの英語をお手伝いします〟というポスターを残していきました。

その翌日のこと。大学院の勉強で忙しく、留学生センターに行くこともなくなっていた私がふと、久しぶりにシスターに会いたくなり、彼女のオフィスに行ったのです。

シスターは、私がレポートの英語をあちこちの人に頼んでチェックしてもらっていたのを知ってか知らずか、私を見ると即座に「あなたにちょうどいい人が、昨日来たのよ！」と言って、彼が書いたポスターを見せてくれました。そして、「とっても素敵な若者だったわよ」と付け足し、片目をつぶったのです。

一度、何人かの留学生と一緒に、シスターのお父さんをお見舞いに、ナーシングホームに行ったことがありました。90歳のお父さんは車椅子に座り、葉巻を吸っていました。アメリカに来てから間もない頃で、英語もよくわからなかったのですが、シスターがいつものようにちゃきちゃきとお父さんの世話をやき、お父さんがゆっくりと私たちを見回して、丁寧に挨拶して下さったこと、そして、〝こんなヘビースモーカーでも長生きする人はするんだな〟と思ったのを、20年以上経った今でも鮮明に覚えています。

それからしばらくして、そのお父さんが亡くなり、アメリカに来て初めてお葬式に出席したのです。驚いたのは、喪服を着ていたのが遺族と日本人留学生だけで、他の学生はもちろんのこと、大学のシスターたちでさえ、色のついた服を着ていたことでした。教会での葬儀、そこから墓地へ、そして精進落としまで、よくわからないまま、私は留学生仲間と一緒についていったのです。そして、将来、数多くのお葬式に参列するようになるとは、その時は想像もしませんでした。

そのシスターが、先日90歳のお誕生日を迎えました。今回は大学の事務局が、土曜の午後に学内でのサプライズパーティーを主催しました。

当日、しばらくぐずっていた空がからりと晴れ、風は冷たかったのですが、シスターのお誕生日らしい、きっぱりとした冬の一日となりました。そして、運の良いことに、その日はアドミッションを含めたどの訪問もスムーズに行き、私は何とかパーティーの最後に滑り込むことができたのです。

出席したいと息巻いていたくせに招待状を持っていくのを忘れた私は、パーティーの時間も場所もあいまいなまま、おそらく50年ぶりに大学のキャンパスに入りました。

やっと思い当たる事務局の古い建物に着いた時は、やはり同時期をこのキャンパスで過ごした友人のご主人が、最後のスピーチをしているところでした。

私がガラスのドアの前で戸惑っていると、ちょうどドアの正面でスピーチをしていた彼が私に気付き、手招きをしてくれました。こっそり入ろうと思っていたのに、皆の注目を浴びてしまい、恐縮しながら中に入ると、すぐ右手のテーブルに一つ席が空いていました。そして偶然にも、そのテーブルには私の友人と、数年前にご主人の看取りをお手伝いした、ＥＳＬの先生が座っていたのです。しかも空いていたのはその先生の隣で、私たちは思いがけない再会に喜び合いながら、ハグしました。

最後にシスターから挨拶がありました。シスターは全く老いを感じさせず、とても90歳には見えませんでした。感謝の言葉を言ってから、いくつかの留学生のエピソードを語って皆を笑わせ、そして最後にこう言われたのです。

「私くらいの年になると、後は何が必要かって考えるのね。そうするとね、そんなにないんですよ。なぜかと言うとね、向こうに持っていけるのは、思い出だけなんですから。そして、ありがたいことに私の頭はまだはっきりしていて、ここにいる皆さんとのたくさんの思い出も、みんな私の胸の中にあるんです。今日こうして集まっていただいて、皆さんの顔が見られて、話が聞けて、こんなに嬉しいことはありません。神はいつも私たちに御加護を与えてくださいます。今日のこの喜びも、しっかりと私の思い出の中に刻まれました。どうもありがとう」

〝向こうに持っていけるのは、思い出だけ〟。

本当にその通りだと思いました。そしてきっと、こちらに置いていけるのも、思い出なのかもしれません。

もちろん形として残していけるものもたくさんあります。それでも、やはり、誰かの心の中に自分の存在が思い出として残ることは、自分が生きた証でもあるような気がするのです。神にすべてを捧げ、結婚もせず、子どもも持たないシスターですが、おそらく千人を超える教え子を持ち、それぞれの心の中にはきっとシスターの思い出があるはずで、もしかしたらシスターが持っていくよりも、ずっとずっとたくさんの思い出を置いていってくれているのかもしれません。

●私のホスピス啓蒙活動

イギリスで最初の近代的ホスピスが開設されてから、50年が過ぎました。アメリカでは、最近やっと、ホスピスにポジティブなイメージを持つ人が、ほんの少しですが増えてきました。日本でも、「終活」なるものが注目されてきています。

ホスピスナースという仕事をしていると、まさにその「終活」をお手伝いすることになるのですが、人によっては、葬儀社やお墓の手配もすでに済ませてあり、お棺や着る服に至るまで選んでいる人もいます。そういう人たちは、たいてい遺書やリビングウィルなどのアドバンスディレクティブ（生前指示）も準備しており、病気になる前から、正しい終活をしているのです。きちんと正面から人生に向き合っている、というか、自分の人生に終わりが来ることを当たり前のこととして受け止めているのですね。

私の両親や義父母もそうですが、たしかに、ある程度の年齢になると、そういうことを考え始める人は多いと思います。それは残される相手や子どもたちのためであり、また、自分自身のためでもあるのかもしれません。

私は思いがけずアメリカ人と結婚し、アメリカに住み、アメリカで子どもを育てることになりました。私の故郷は日本ですが、子どもたちにとっては、ここが故郷です。ですから、私はおそらくこのままここに住み、ここで歳を取り、ここで死んで、お墓に入ることになるでしょう。私は死ぬまで日本人ですが、私の家は、自分の家族がいるアメリカにあるのです。


「終活」というような言葉が受け入れられるようになってきたということは、つまり、人々が死について考えたり、話したり、準備したりすることが禁忌ではなくなり始めてきた、そんな流れができ始めているということであり、「ホスピス啓蒙活動」を始めるには絶好のタイミングなのではないか、と思います。

日本でもホスピスに従事している人は大勢いますし、学会や協会、専門雑誌などもあります。本を出版されている方もいらっしゃるし、ホスピスナースが主人公のテレビドラマやホスピスの日常を追ったドキュメンタリー映画などもあります。もっとホスピスは普及してもいいのではないでしょうか？

ホスピスって何か、ホスピスケアを受けて死ぬというのはどんなことなのか。少しずつホスピスに興味を持ってくれる人が増え、ホスピスが、実は「死ぬ場所」なのではなく、**「最後まで自分らしく生きることをサポートするケア」**であると理解してくれる人が増え、そんなホスピスで仕事をしたいと思うナースや医師が増えていったら、なんて素晴らしいのだろう、と思うのです。

日本よりもホスピスが普及しているアメリカで、現役ホスピスナースをしている日本人は、そうたくさんいるわけではなく、ここは一つ頑張ってみる価値があるのではないか、と、背中を押してもらったわけなのです。

●自宅で最期を迎えるということ

アメリカでは、在宅ホスピスが一般的です。保険による医療報酬が、そうせざるを得なくしているのですが、それとは関係なく、〝自分の家で家族に看取られて死ぬ〟ことは、やはり一番自然であり、理想的でもある気がします。もちろん家族がいない人や、いても状況が許さない、という場合もありますが。

日本ではホスピスという施設に入所して受けるケアが一般的ですが、私個人としては、自宅で死ぬということにも大きな意味があると思うのです。

ホスピスケアは物理的な環境を整えることが大切であり、狭い自宅の布団の上より、海や緑の見える、清潔で何不自由のない場所のほうが、最後の時を過ごすのには理想的である、という考え方もあるかもしれません。

でも、どんな環境の中であっても、できる限り安全で快適な状態にするのが、ホスピスチームの役目なのです。

たとえば、散らかっていないと落ち着かない人がいるように、人それぞれ、自分の生活してきた環境があります。そこには、家族がいて、思い出の詰まった家具があり、本があり、壁の模様や天井の色があり、その家の匂いがあります。在宅ケアというのは、病院を家に持ち込むのではありません。それぞれの人の生活の中でケアをする、ということなのです。

ハイテクだとか、便利だとか、イメージだとかに惑わされて、自分にとって大切なことを見失ってしまっては、一体何が理想なのか、わからなくなってしまいます。

理想は一人ひとり違います。映画やドラマ、コマーシャルのように、美しい自然に囲まれ、きれいで、明るくて、そこにいる人は皆笑顔で優しく……という環境が理想だと思う人もたくさんいるでしょう。それでも、自宅で看取る、自宅で死ぬ、という、本来自然なことが、もっと自然にできるような社会に、日本がなっていけるといいのにな、と、日本人として、切に願うのです。

本書によく出てくる用語解説

アセスメント：客観的な事象評価。観察して評価すること。ここでは主に身体的、精神的状態などを観察する看護アセスメントを指す。

エンドオブライフケア：加齢、疾患などによって人生の終焉を迎える時期に提供される医療、看護、介護などを含むケア。

エイド：ここではホームヘルスエイド（訪問介護士）のことを表す。患者さんの保清、食事、排泄、その他日常生活動作の介助を行う。

アドミッション：入会、入場、入国、などの意味。ここではホスピスプログラムと契約する初回訪問のこと。

DNR（蘇生処置拒否）：Do Not Resuscitate の略。心肺停止の際、蘇生処置を行わないという医師による指示書。本人、あるいは代理人の署名が必要。日本では DNAR ともいわれる。

パリアティブケア（とホスピスとの違い）：パリアティブケアとは疾患の根治治療の有無にかかわらず、症状の緩和に焦点を当てた医療、看護ケア。緩和ケア。理念としてはホスピスケアもパリアティブケアの一部であるが、ここでは保険がカバーするプログラムの違いを指す。ホスピスケアは余命が6か月以内と診断され、基本的に病院に戻らず、自分の居住する場所（在宅あるいはナーシングホーム）もしくはホスピス病棟での看取りを希望する人のためのプログラム。パリアティブケアは緩和ケアと同時に積極的な治療も行い、保険では一般のホームケアと同じ扱いになり、何かあったら救急車を呼んで病院へ行く。

メディケア：アメリカの 65 歳以上あるいはそれ以下でも身体的、精神的な障害のある人に支給される連邦政府による公的健康保険。メディケアの対象外の人は私的健康保険に入らなければならず、その種類はとても多く、内容も様々で人によってカバーされるものや金額が違う。一般的に健康保険料は高く、そのために保険に入らない人が多かったが、2010 年の医療保険制度改革（通称オバマケア）以降、保険加入は義務付けられ、加入しないと罰金を支払わなければならない。

ナースプラクティショナー（NP）：専門分野における上級看護師。一定の診断や治療を行うことができる、臨床医と看護師の中間職。

IR：Interventional Radiology（インターベンショナルラジオロジー）。日本では IVR と略される、画像下治療。CT や血管造影などの画像を見ながら体内にカテーテルなどを挿入して治療を行う。

著者紹介

ラプレツィオーサ伸子
日本の大学病院で看護師として勤務後、渡米。がん専門看護で看護修士（MSN）を取得し、訪問看護、特に在宅ホスピスナースとして20年の経験を重ねる。
アメリカのホスピス緩和ケア認定看護師、小児ホスピス緩和ケア認定看護師。
ELNEC（End-of-Life Nursing Education Consortium）認定指導員。
ホスピスナースとして出会った忘れられない患者さんたちの素敵な物語を綴ったブログから、本書ではとっておきの物語をまとめました。誰もが誰かに思い出を残して旅立っていきます。ごく普通の人たち一人ひとりの人生の煌きを感じていただければ幸いです。

ブログ 「ホスピスナースは今日も行く」
(gnaks.blog.fc2.com)

ホスピスナースが胸《むね》を熱《あつ》くした いのちの物語《ものがたり》

2019年 3 月 5 日　第 1 刷

著　　者　ラプレツィオーサ伸子《のぶこ》

発 行 者　小 澤 源 太 郎

責任編集　株式会社 プライム涌光
電話　編集部　03(3203)2850

発 行 所　株式会社 青春出版社
東京都新宿区若松町12番 1 号 〒162-0056
振替番号　00190-7-98602
電話　営業部　03(3207)1916

印　刷　共同印刷　　製　本　大口製本

万一、落丁、乱丁がありました節は、お取りかえします。

ISBN978-4-413-23117-6 C0095